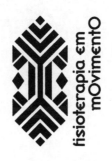

Dados Internacionais de Catalogação na Publicação (CIP)
(Câmara Brasileira do Livro, SP, Brasil)

Santos, Angela
   A biomecânica da coordenação motora / Angela Santos – São Paulo: Summus, 2002. – (Fisioterapia em movimento)

   Bibliografia
   ISBN 978-85-323-0772-9

   1. Biomecânica 2. Capacidade motora 3. Educação pelo movimento 4. Fisioterapia 5. Movimento – Distúrbios 6. Movimento terapêutico. I. Título. II. Série.

02-5174   CDD-613.7

Índices para catálogo sistemático:
1. Biomecânica : Coordenação motora : Promoção da saúde   613.7
1. Coordenação motora : Biomecânica : Promoção da saúde   613.7

www.summus.com.br

Compre em lugar de fotocopiar.
Cada real que você dá por um livro recompensa seus autores
e os convida a produzir mais sobre o tema;
incentiva seus editores a encomendar, traduzir e publicar
outras obras sobre o assunto;
e paga aos livreiros por estocar e levar até você livros
para a sua informação e o se entretenimento.
Cada real que você dá pela fotocópia não autorizada de um livro
financia um crime
e ajuda a matar a produção intelectual de seu país.

A Biomecânica da Coordenação Motora

Angela Santos

summus
editorial

A BIOMECÂNICA DA COORDENAÇÃO MOTORA
Copyright © 2002 by Angela Santos
Todos os direitos reservados por Summus Editorial

Capa: **Neide Siqueira**
Foto da capa: **Saulo Petean/NImagens**
Ilustrações: **Alexandre Jubran**
Editoração e fotolitos: **All Print**

Summus Editorial

Departamento editorial:
Rua Itapicuru, 613 – 7º andar
05006-000 – São Paulo – SP
Fone: (11) 3872-3322
Fax: (11) 3872-7476
http://www.summus.com.br
e-mail: summus@summus.com.br

Atendimento ao consumidor:
Summus Editorial
Fone: (11) 3865-9890

Vendas por atacado:
Fone: (11) 3873-8638
Fax: (11) 3873-7085
e-mail: vendas@summus.com.br

Impresso no Brasil

*A Sylvie Böe,
que tão bem me conduziu,
assim como a tantas colegas brasileiras,
por estes fascinantes caminhos elípticos.*

SUMÁRIO

Apresentação		9
Prefácio		11
Introdução		13
PARTE I	CONCEITOS	15
	1 Definição dos princípios	17
PARTE II	UNIDADE DE COORDENAÇÃO TRONCO	31
	2 A elipse tronco	33
	3 O sistema reto	41
	4 O sistema cruzado	73
	5 O diafragma	99
PARTE III	MEMBRO SUPERIOR	107
	6 A unidade de coordenação escápula	109
	7 A unidade de coordenação braço	123
	8 A unidade de coordenação mão	141
PARTE IV	MEMBRO INFERIOR	153
	9 A unidade de coordenação ilíaca	155
	10 A unidade de coordenação perna	163
	11 A unidade de coordenação pé	179
Glossário		187
Bibiliografia		188
Sobre a autora		189

Apresentação

Em 1990 encontrei Angela Santos pela primeira vez quando ela realizava, na França, uma formação em Ginástica Holística. Possuía profundo conhecimento sobre a teoria de *A Coordenação motora*, obra genial, porém elíptica e de difícil compreensão, escrita por duas visionárias da estática e do movimento: S. Piret e M. M. Béziers.

Quando de sua publicação, o trabalho dessas autoras foi tão inovador que não obteve o sucesso que merecia. Na época, esse livro era conhecido apenas por pequeno grupo de profissionais dedicados à pesquisa, do qual Angela Santos fazia parte. Ela o traduziria para o português em 1992.

Particularmente, eu havia entendido a influência fundamental que *A coordenação motora* podia exercer sobre meu trabalho e estagiei durante nove meses na equipe de S. Piret e M. M. Béziers. Apesar de meus esforços para entender, certos pontos da teoria permaneceram, para mim, obscuros. Abordando-os com Angela, ela os esclarecia com paixão, tornando mais digesto o fio condutor do livro, ao mesmo tempo em que o enriquecia com sua própria experiência.

Ao longo dos encontros posteriores, em seminários que ministramos em conjunto, entendi que ela é uma pedagoga admirável, cultivada, que freqüentava a Europa havia 25 anos e empregava muita energia na divulgação, no Brasil, dos princípios e aplicações da coordenação motora, depois de ter participado da difusão dos livros de Marcel Bienfait e Philippe Souchard.

A biomecânica da coordenação motora é um livro básico que permite entender a estrutura fisiológica do movimento, no ensino das diversas disciplinas corporais. Se o estudarmos deixando-nos impregnar pelos desenhos artísticos que o ilustram, teremos uma representação dos ajustes finos articulares e das conduções musculares que se propagam para o movimento ósseo. Teremos uma visão global e precisa da estática e do movimento, sob a pele, na intimidade muscular, até a estrutura óssea.

A aplicação dos árduos princípios da coordenação motora é facilitada pela leitura de *A biomecânica da coordenação motora*. Por sua vez, essa aplicação trará facilitações e bem-estar, protegerá dos problemas reumáticos conseqüentes do envelhecimento e de traumas decorrentes da repetição dos gestos desprovidos de coordenação.

O Brasil é um país jovem que se desenvolve e onde a perspectiva da duração de vida aumenta. Bravo, Angela, por trabalhar com prevenção para aqueles que terão a oportunidade de envelhecer nesse país! Obrigada por acrescentar esse verdadeiro fermento de cultura à fisioterapia.

Sylvie Böe
Vélizy, julho de 2002

PREFÁCIO

O estudo da cinesiologia, articulação por articulação, descrevendo em cada uma delas as amplitudes possíveis de movimento e os músculos por elas responsáveis não dá, nem de longe, a noção de um real movimento humano. Este ocorre de segmento em segmento, envolvendo, portanto, um grande número de articulações que se movem simultaneamente. Como isolar o menor segmento corporal capaz de um movimento que se possa reconhecer como humano? Dentro desse segmento, como se processa o movimento? Existiriam leis às quais esse movimento se submete? A teoria aqui abordada dá respostas, dignas de ser analisadas, a cada uma dessas questões.

Este livro é uma releitura da obra *A coordenação motora*, de Suzane Piret e Marie Madeleine Béziers[13], que tive o privilégio de traduzir e publicar pela Summus em 1992. Psicomotricistas, as autoras resolveram entender a mecânica do movimento. A partir de seus ângulos de visão, desenvolveram essa teoria publicada sob o nome *A coordenação motora*, tão genial que ainda está por ser totalmente entendida e valorizada nas áreas de conhecimento do movimento humano – ortopedia, fisioterapia, dança, educação física, entre outras.

Desenvolvi alguns conceitos fisiológicos e anatômicos que originalmente não estavam presentes e considerei úteis. Cooperei com algumas opiniões próprias; contudo, como mantive o que considero mais importante, os princípios, a tela sobre a qual tudo isso está tecido é a estruturada por elas.

Aqui deixo minha contribuição para que esse legado seja mais difundido, prestigiado, reconhecido. A elas meu respeito e minhas homenagens.

Angela Santos

Introdução

A fisioterapia reúne técnicas para habilitar ou reabilitar o movimento humano. Sua vocação é, desde a origem, terapêutica. O estudo da patologia e dos métodos para minimizá-la ocupa quase todo o currículo escolar. Mesmo quando se abordam a anatomia, a fisiologia e a cinesiologia, que se referem a funções normais, a preocupação do aluno de fisioterapia é fazer paralelos com o patológico para melhor entendê-lo. Assim, falta à fisioterapia uma "escola" de movimento normal, escola como fonte de conhecimento e sobretudo de experiência e propagação de idéias, capazes de alimentar as diferentes áreas profissionais que se ocupam do movimento como dança, educação física, ortopedia etc.

Neste novo século o ser humano viverá mais, e é comum dizer que a profissão de fisioterapeuta é promissora porque serão precisos muitos cuidados fisioterápicos na terceira idade. Isso é fato, mas a prevenção será ainda mais necessária. Conhecedor das patologias do sistema musculoesquelético, assim como dos cuidados necessários e das melhores formas de reabilitá-lo, o fisioterapeuta deveria abrir frentes de trabalho ligadas à prevenção.

Trabalhar com prevenção, no entanto, é trabalhar com pessoas capazes de movimento normal, e o fisioterapeuta é competente para tirar o indivíduo de sua incapacidade motora e trazê-lo o mais próximo possível do funcional. Diante de quem não é portador de patologias, suas proposições de trabalho diminuem ou não existem. As exceções ficam por conta dos profissionais que, já tendo sido bailarinos ou esportistas, costumam adaptar muito bem sua experiência anterior a seu trabalho. Mas isso constitui experiências isoladas, sem uma sistematização ou discussão de ampla abrangência que atinja escolas, médicos e mídia.

Creio que a base de tudo deve ser, em primeiro lugar, a pesquisa dos princípios da coordenação motora, encarando-os como base da cinesiologia humana. Em segundo, o reconhecimento de que se há dois tipos de musculatura, uma estática e outra dinâmica, devem existir formas distintas de trabalhar com elas. A partir daí, haverá conhecimento para a análise das propostas de trabalho com movimento, da dança clássica ao frevo, dos mestres ocidentais do movimento (como Laban, Mathias Alexander, Moshe Feldenkrais, Gerda Alexander, Joseph Pilatis) às propostas orientais (como ioga, tai chi chuan, entre outras).

Haverá facilidade de verificar do que cada um tem de fisiológico e funcional, que poderia ajudar na constituição de um conjunto de procedimentos capazes de aprimorar o movimento normal, contribuir para um trabalho aeróbico mais lúdico, ou para manter uma boa postura.

Essa seria a "escola fisioterápica de movimento", que deveria denominar-se movimento integral porque na minha concepção essa escola deve ser aberta e abrangente, sem a pretensão de criar coisa nenhuma, mas juntar conhecimentos e práticas que aí estão para ser analisados e aplicados em combinações que dependem do interesse e da imaginação do profissional, mas que devem seguir sempre princípios comuns, baseados em duas premissas: entendimento da biomecânica da coordenação motora e diferenciação da musculatura dinâmica e estática.

PARTE I

CONCEITOS

1. DEFINIÇÃO DOS PRINCÍPIOS

1

Definição dos Princípios

Princípios mecânicos da coordenação motora

A função motora humana divide-se em dois grandes itens sob os quais se podem classificar todos os movimentos: a preensão e a deambulação. Neles estão os gestos do dia-a-dia que estatisticamente mais se repetem.

O movimento mais comum do braço, por exemplo, é aquele no qual o úmero realiza uma flexão de no máximo 45º, acompanhada por leve abdução e rotação interna. O cotovelo posiciona-se em algum grau de flexão, e a mão, centralizada, estrutura-se em abóbada, girada para baixo, em pronação. É o membro superior ativo, escrevendo, manipulando, gesticulando etc. O movimento mais comum da perna é aquele no qual a cabeça femoral gira em rotação interna enquanto a articulação se flexiona, o que acarreta concomitante flexão do joelho e do tornozelo. É característico do início do passo.

Em torno desses dois exemplos pode-se descrever uma série de variações como: para o primeiro, mão em supino, para o segundo, maior flexão da coxofemoral ao subir uma rampa ou maior flexão de tornozelo em terreno acidentado.

Observação importante: A coordenação motora estuda o movimento humano na sua forma mais comum, os movimentos básicos para a vida do dia-a-dia. Nesse âmbito, o movimento humano básico é a flexão, seguida da extensão que é o retorno à posição fundamental. A hiperextensão, movimento voluntário para trás a partir da posição fundamental, deve ser objeto de estudo de movimento artístico ou esportivo. No presente estudo, hiperextensão só aparece como parte do movimento de deambulação.

Músculos condutores

Vamos tomar o exemplo da flexão do braço, que habitualmente se acompanha de abdução e rotação interna do úmero. Existe um músculo capaz de realizar esses três movimentos ao mesmo tempo: a porção longa do bíceps.

Esse músculo origina-se na região superior da cavidade glenóidea da escápula e corre para fora seguindo um plano frontal, o que o torna abdutor, e corre anteriormente ao úmero, o que o faz flexor. Por alojar-se entre o tubérculo maior e o menor, ao contrair-se apóia-se sobre esse último imprimindo um componente de rotação interna ao movimento (Figura 1A).

Mais abaixo, atravessa a articulação do cotovelo indo inserir-se na região proximal interna do rádio, o que o torna flexor e rotador externo ou supinador do antebraço (Figura 1B).

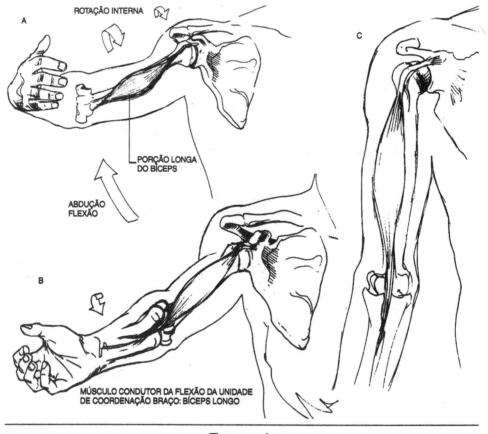

FIGURA 1

Apenas a porção longa do bíceps seria incapaz de realizar todos esses movimentos. Para tanto, ela é auxiliada por músculos monoarticulares aptos a participar de uma fração do movimento total. Dependendo da amplitude de flexão e da posição do antebraço, vários músculos podem entrar em ação. No ombro, por exemplo, o supra-espinhal, abdutor; o subescapular, rotador interno; a porção anterior do deltóide flexora (Figura 2). No cotovelo o braquiorradial, flexor; o pronador redondo, pronador (Figura 3). É como se o bíceps longo fosse um maestro regendo uma sinfonia, da qual conhece todos os detalhes, e chamasse cada músico monoarticular a dela participar no momento exato e com o som preciso.

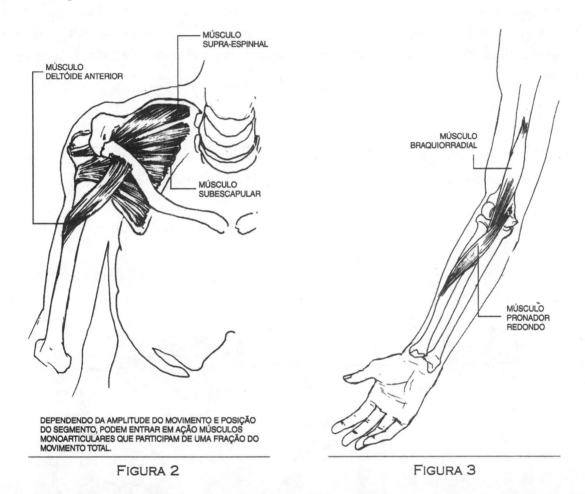

FIGURA 2   FIGURA 3

Músculos pluriarticulares são então capazes de reger o trabalho de monoarticulares, organizando-os e coordenando-os. Alguns pluriarticulares, como o bíceps longo, organizam o movimento recepcionando as tensões transmitidas por um músculo precedente e assegurando a contração de um subseqüente. Dessa forma, transmitem o movimento de um ponto a outro situado a distância, nesse exemplo, da cavidade glenóidea à mão. Por isso são denominados *músculos condutores*.

Tanto os pluri quanto os monoarticulares organizam-se dois a dois, antagonistas entre si. O estado de tensão muscular geral do corpo depende da relação entre esses dois tipos de músculo e do tônus muscular, conceito complexo e de caráter neurológico que não caberia discutir aqui.

Na articulação escapuloumeral, o bíceps longo coordena a ação dos músculos monoarticulares abdutores, flexores e rotadores internos. No cotovelo o movimento se inverte e ele passa a agir com os monoarticulares rotadores externos da mão.

Graças a uma estrutura particular do esqueleto e à ação de um único músculo, a rotação interna do ombro está indissoluvelmente ligada à rotação externa da mão, o que cria um antagonismo causador de um estado de tensão que dá ao membro superior sua estrutura e sua forma. Quando o músculo condutor, o bíceps longo, aumenta seu tônus até conseguir vencer a inércia das estruturas a que está ligado, ocorre o movimento. O membro sai da imobilidade e passa à dinâmica. Esta modifica a relação de trabalho entre os músculos, mas não rompe o equilíbrio entre eles, porque existem sempre as fibras musculares estáticas do grupo antagonista que se encarregarão de "controlar" o movimento.

Movimento nas três dimensões do espaço e a conformação articular esférica

Articulações, grupos de articulações, ou o corpo como um todo, assumem com freqüência forma esférica (Figuras 4A, 4B, 4C).

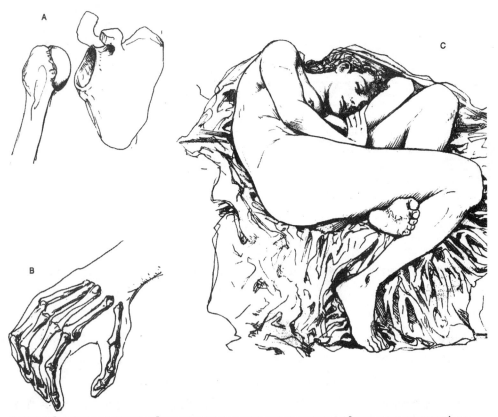

ARTICULAÇÕES, GRUPO DE ARTICULAÇÕES OU O CORPO COMO UM TODO ASSUMEM FREQÜENTEMENTE FORMA ESFÉRICA

Figura 4

Voltando ao exemplo do ombro: essa articulação pode ser considerada esférica pela sua forma, mas também pelo fato de poder associar em um único movimento as três dimensões do espaço. Como vimos, estando a porção longa do bíceps situada acima e à frente da cabeça umeral, toda flexão é uma rotação interna-abdução orientada para a frente. A extensão, ou o retorno à posição inicial, comandada pela porção longa do tríceps é uma rotação externa-adução orientada para trás (Figura 5).

Assim, o movimento de flexo-extensão não ocorre em um único plano, mas em três: no horizontal observam-se a rotação interna e a externa, no frontal a abdução e adução, no sagital a flexão e extensão. O somatório dos três planos resulta em um plano oblíquo, no qual a ação realmente se desenrola.

A mão, por sua vez, é um conjunto de articulações que, para ser funcional, organiza-se mecanicamente em forma de abóbada, portanto esférica, o que permite sua função mais nobre, a oposição.

Algumas articulações parecem capazes apenas de movimentos angulares em um único plano, mas também se movem nos três, apesar de um deles predominar. No cotovelo, por exemplo, durante a flexão, a crista longitudinal da incisura troclear da ulna corre ao longo da garganta troclear umeral que é oblíqua atrás de cima para baixo, de dentro para fora, o que faz o antebraço cair em valgo quando solto ao longo do corpo; na frente é oblíqua de baixo para cima, de fora para dentro, o que faz o antebraço aduzir em direção ao corpo quando totalmente fletido (Figura 6).

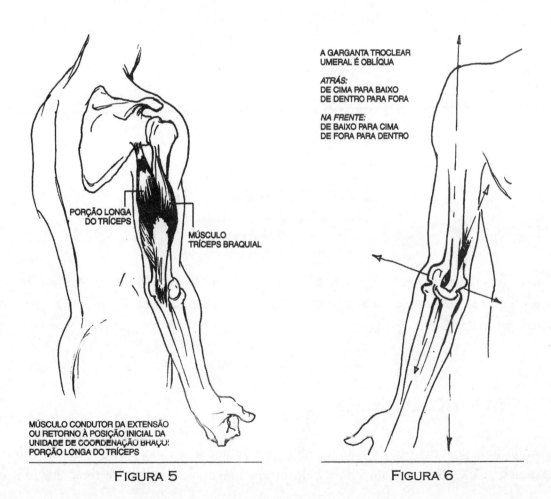

FIGURA 5

FIGURA 6

Ao estender-se completamente, a ulna é tracionada pelo músculo ancôneo que, oblíquo de cima para baixo, de fora para dentro, imprime-lhe um movimento de leve rotação interna e abdução, possíveis devido à "folga" articular (Figura 7). Portanto, de uma flexão a uma extensão total, a ulna abduz e roda internamente. Mesmo em uma articulação de movimento de caráter predominantemente angular também existem componentes de movimentos nos três planos do espaço.

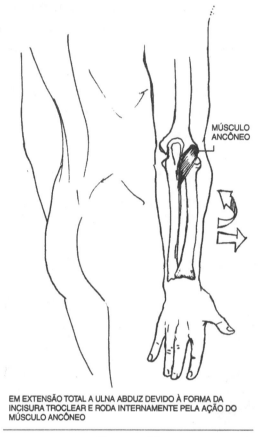

EM EXTENSÃO TOTAL A ULNA ABDUZ DEVIDO À FORMA DA INCISURA TROCLEAR E RODA INTERNAMENTE PELA AÇÃO DO MÚSCULO ANCÔNEO

FIGURA 7

O fato de sempre se desenvolver nas três dimensões do espaço dá ao movimento humano harmonia, fluidez, tão diferente do movimento de um robô, este sim de caráter angular, por não comportar rotações associadas.

CONSTRUÇÃO DA FLEXÃO

Quando uma peça de roupa é torcida, acaba por dobrar-se em um ponto qualquer (Figura 8A). A ação dessas mãos pode ser comparada à do bíceps longo: de um lado se torce em um sentido, como o bíceps girando o ombro para dentro; do outro, no sentido oposto, como o bíceps girando o antebraço para fora (Figura 8B).

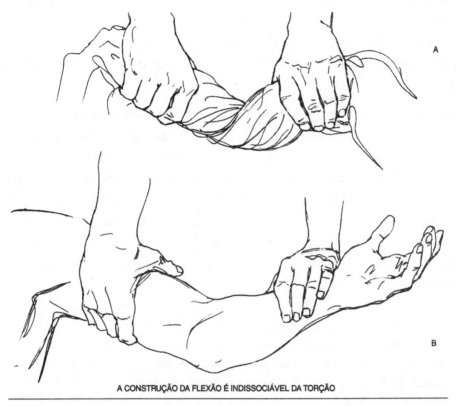

A CONSTRUÇÃO DA FLEXÃO É INDISSOCIÁVEL DA TORÇÃO

FIGURA 8

Em dado momento o segmento braço se dobra, mas, ao contrário da peça de roupa, sempre em um ponto preciso: na articulação do cotovelo, cujo caráter esférico serve para inverter as rotações, transformando-as em flexão, posteriormente em extensão, por um processo semelhante. Por esse motivo, articulações de movimento predominantemente angular também têm caráter esférico.

O mesmo ocorre no joelho que tem movimento de rotação automática logo nos primeiros graus de flexão, o que faz com que a cada passo a tíbia e o fêmur girem em sentidos opostos, apesar de aparentemente ocorrer apenas um movimento pendular de vaivém no plano sagital.

UNIDADE DE COORDENAÇÃO

Denominação do menor segmento corporal humano capaz de realizar um movimento completo reconhecido como funcional. Neste estudo cinesiológico que aqui se inicia, unidade de coordenação substituirá a articulação como estrutura básica de movimento.

A unidade de coordenação possui:

- dois elementos esféricos, ou melhor, dois elementos capazes de rotação;
- uma articulação intermediária a esses dois elementos, cuja principal amplitude de movimento é a flexo-extensão;
- um músculo, ou um sistema muscular, denominado condutor, que, ao contrair-se, consegue realizar um movimento concomitante de rotação dos dois elementos esféricos, para lados opostos.

Quando esses dois elementos esféricos giram para lados opostos, origina-se um tensionamento no segmento, como o que ocorre em uma peça de roupa molhada que se torce para retirar a água. Em determinado momento essa peça dobra-se em um ponto. O mesmo se dá com a unidade de coordenação. Seu tensionamento gera uma "dobra" na articulação intermediária, cuja principal amplitude de movimento é exatamente a flexo-extensão. Assim se constrói a flexão. Extensão é o retorno à posição inicial e ocorre por um mecanismo semelhante, causada por um músculo ou uma cadeia muscular "condutora" da extensão que, por sua vez, foi alongada durante a flexão, preparando-se para o retorno, que é realizado por rotações concomitantes, opostas às ocorridas inicialmente durante a flexão.

Assim, concluímos:

Unidade de coordenação é um conjunto formado por dois elementos rotatórios que se tensionam opondo os sentidos de suas rotações por meio de músculos denominados condutores graças a um dispositivo intermediário de flexo-extensão. Essa tensão manifesta-se mediante um movimento de flexão.

O movimento humano parece realizar-se de forma angular, quebrando o alinhamento do segmento que se move em determinado ponto que corresponde a uma articulação. Mas de um lado e de outro desse ponto ocorre uma ação muscular que torce o segmento fazendo com que cada um de seus extremos gire para lados opostos.

Função das unidades de coordenação

As unidades de coordenação encaixam-se umas nas outras mediante o contato entre superfícies côncavas e convexas (Figuras 9A, 9B, 9C).

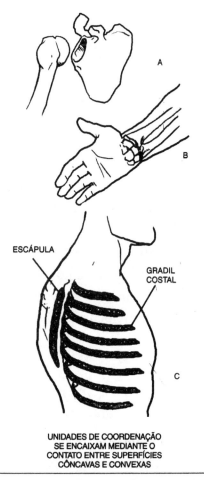

UNIDADES DE COORDENAÇÃO SE ENCAIXAM MEDIANTE O CONTATO ENTRE SUPERFÍCIES CÔNCAVAS E CONVEXAS

FIGURA 9

Os músculos condutores atravessam essa região de encaixe, conectando uma unidade à outra. Sua função é organizadora do movimento porque eles transmitem tensão aos condutores subseqüentes, provocando a sua contração. Cada condutor realiza seu trabalho a partir do anterior e assegura o trabalho do seguinte. Então, onde tudo começa e onde acaba?

TIPOS DE UNIDADE DE COORDENAÇÃO

Existem dois tipos de unidade de coordenação.

Um deles, conforme a definição, tensiona-se graças à rotação dos seus elementos esféricos em sentidos opostos, provocando uma torção do segmento. Denominadas *unidades transicionais*, têm por função transmitir movimento. Recebem-no da unidade anterior e transmitem-no à seguinte.

O outro tipo de unidade de coordenação também tensiona-se aproximando um elemento esférico do outro, provocando um enrolamento no segmento. Denominadas *unidades de enrolamento*, têm por função originar ou recepcionar movimento. Nesse caso, a definição de unidade de coordenação não mais se aplica? Afinal, vimos que unidade de coordenação é um conjunto formado por dois elementos rotatórios que se tensionam *opondo os sentidos* de suas rotações etc.

Na realidade, aplica-se. Se atentarmos bem à definição, notamos que: "a unidade de enrolamento *também* é capaz de tensionar-se por enrolamento", portanto, sempre capaz de tensionar-se por torção.

O enrolamento ocorre sem torção, em duas dimensões do espaço, como quando uma pessoa se inclina para a frente e em seguida se endireita, este é um movimento *simétrico*. Mas a torção é sempre associada a certo grau de enrolamento promovendo o movimento em três dimensões. Se a bacia gira para um lado, os ombros só giram para o lado oposto se o tronco se inclinar para a frente, enrolando-se e aproximando em certa medida cabeça e pelve (Figura 10). Nesse caso, de um lado as costelas se aproximam, de outro afastam-se em um *movimento* assimétrico denominado *recíproco*.

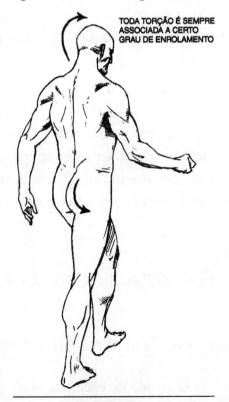

FIGURA 10

TRANSMISSÃO DE MOVIMENTO ENTRE UNIDADES DE COORDENAÇÃO

Como dissemos, as unidades de coordenação encaixam-se umas nas outras mediante contato entre superfícies côncavas e convexas. A cabeça umeral convexa acopla-se à cavidade glenóidea côncava e os movimentos da cabeça umeral e os da cavidade glenóidea são comuns por serem estruturas unidas por músculos monoarticulares. Quando os músculos condutores do movimento da escápula fazem com que ela se encaixe deslizando para baixo pelo gradil costal, além de descer, a cavidade glenóidea se anterioriza porque a face anterior da escápula vem se aplicar fortemente contra o gradil que apresenta forma oval. Assim, a inserção da porção longa do bíceps situada acima da cavidade glenóidea é posicionada de forma ideal para entrar em ação puxando o úmero para a frente e empurrando a cabeça do úmero para dentro, agindo como músculo condutor da flexão do braço. Tudo isso será visto no Capítulo 7.

Dessa forma, cada unidade de coordenação tem um movimento indissociável da unidade vizinha. Ao estudarmos cada unidade de coordenação, veremos como o trabalho dos músculos condutores de uma unidade prolonga-se com o trabalho dos músculos condutores da unidade seguinte. O exemplo da unidade de coordenação do braço permite-nos, neste capítulo inicial de conceituação, entender como a estrutura corporal participa globalmente do movimento. Como de unidade em unidade origina-se, transmite-se e recepciona-se movimento por meio dos músculos condutores. Entre cabeça e mão, pelas unidades tronco, escápula, braço e mão se constrói a preensão. Entre cabeça e pé, pelas unidades tronco, ilíaca, perna e pé se constrói a deambulação. Tronco, mãos e pés são unidades de enrolamento. Escápula, braço, unidade ilíaca e perna são unidades transicionais.

COORDENAÇÃO MOTORA

Coordenação motora é a organização mecânica do corpo que permite equilíbrio entre os grupos musculares antagonistas, organizados pelos músculos condutores, aptos a responder a comandos neurológicos ligados a funções automáticas como preensão, deambulação, respiração. Tal organização baseia-se no tensionamento por torção e enrolamento de elementos esféricos por meio de músculos condutores que, da cabeça à mão e da cabeça ao pé, unem o corpo todo em uma tensão que determina sua forma e seu movimento.

RELAÇÃO FORÇA–COMPRIMENTO

POSIÇÃO DE COORDENAÇÃO

O estudo do equilíbrio entre grupos musculares antagonistas leva a interessantes conclusões sobre relações força–comprimento e condições de alongamento dos músculos.

Um músculo encontra-se em repouso quando ao ser tocado está relaxado, sem tensão. O bíceps estará nessa situação quando o cotovelo estiver posicionado a 90° e o antebraço sustentado (Figura 11A). O tríceps estará relaxado com o braço pendente ao longo do corpo (Figura 11B). Quando o cotovelo estiver com cerca de 130° de flexão, ambos os músculos estarão igualmente alongados, em cerca de 1/5 de seu comprimento (Figura 11C). Esse ponto corresponde a um ótimo momento de trabalho tanto para o bíceps quanto para o tríceps. Este seria o instante em que o músculo condutor capta a tensão do músculo condutor precedente e envia-o para o músculo condutor seguinte. É o momento de passagem da flexão para a extensão ou da extensão para a flexão. A passagem entre a ida e a volta do movimento. Se procurarmos essa posição intermediária para cada unidade de coordenação do corpo e as imobilizarmos simultaneamente nessa posição, os músculos flexores e extensores se encontrarão igualmente alongados, e constataremos que é a posição de semiflexão de todos os segmentos corporais, adotada por quem precisa do máximo de força muscular para um esforço, como elevar um peso, do máximo de eficiência para uma largada de velocidade em uma corrida ou para estabilização e equilíbrio como no esqui (Figuras 12A, 12B, 12C). Essa é a *posição de coordenação*. Reunindo força e equilíbrio, é a melhor condição para o trabalho muscular.

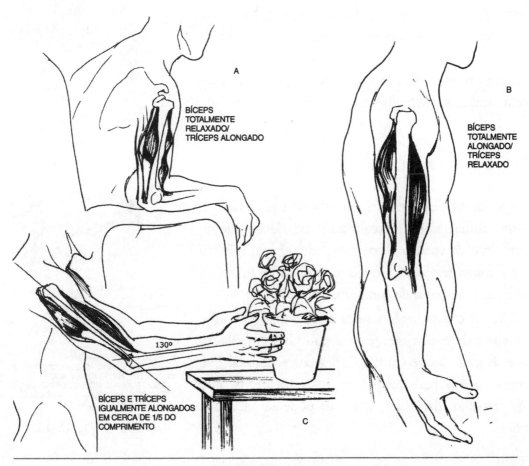

FIGURA 11

Posição ortostática

Com exceção da posição de coordenação, os músculos não podem estar em comprimentos semelhantes, nem simultaneamente relaxados. A posição em pé, ortostática, coloca os flexores e extensores em mútuo alongamento. É claro que essas condições de alongamento não são semelhantes para os dois grupos – os flexores são mais alongados porque a posição em pé é de extensão (iliopsoas, abdominais, bíceps braquial), enquanto os extensores são menos alongados (gastrocnêmios, isquiotibiais*, paravertebrais). No entanto, os extensores são, em geral, músculos com maior quantidade de unidades motoras tônicas, responsáveis pela manutenção do equilíbrio e muito sensíveis a qualquer variação de comprimento. Por isso são freqüentemente mais retraídos. Já os flexores são menos sensíveis a alongamentos e, com maior quantidade de unidades motoras fásicas, mais dinâmicos e menos retraídos. Assim, neurologicamente há uma forma de compensar um desequilíbrio biomecânico causado pela posição bípede do homem que se encontra, do ponto de vista estático, em constante reequilíbrio.

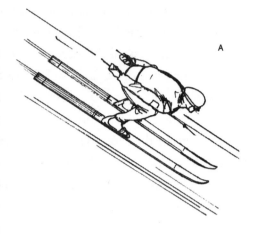

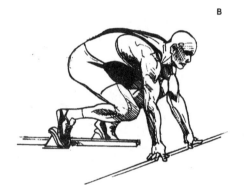

Relacionando as duas posições

A posição ortostática é estável em relação à gravidade. É mantida essencialmente pela musculatura tônica, lenta, que requer um mínimo de energia e por isso pode ser mantida em atividade por longo tempo. Contudo, ela coloca os músculos em uma relação assimétrica de comprimento.

A posição de coordenação coloca os músculos em uma relação simétrica de comprimento, mas é instável em relação à gravidade. É mantida pela musculatura fásica, rápida, que requer muita energia para manter-se em atividade. É uma posição de trabalho, dinâmica, que não pode ser mantida muito tempo.

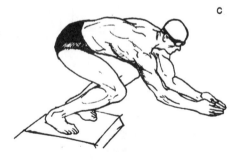

POSIÇÃO DE COORDENAÇÃO: FLEXORES E EXTENSORES ENCONTRAM-SE IGUALMENTE ALONGADOS. É ADOTADA QUANDO FORÇA MUSCULAR, ESTABILIZAÇÃO E EQUILÍBRIO SÃO IGUALMENTE NECESSÁRIOS PARA DETERMINADA AÇÃO

Figura 12

---

* Isquiotibiais são extensores do joelho na posição em pé.

Se eliminarmos a gravidade, colocando o corpo em decúbito dorsal ou ventral, haverá aparente repouso, mas ainda assim essa posição não poderá ser longamente mantida, porque os flexores estarão muito alongados em relação aos extensores. Por isso, a posição preferida para trazer maior sensação de relaxamento é a de semiflexão de todos os segmentos corporais em decúbito lateral (Figura 13), que corresponde à posição de coordenação, com os músculos flexores e extensores igualmente alongados e as articulações em posição de trabalho, porém liberadas da ação da gravidade.

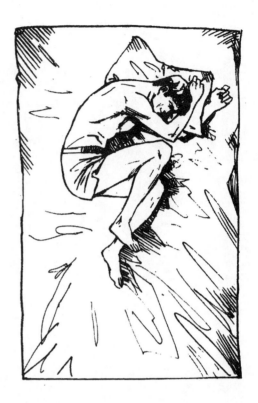

POSIÇÃO MAIS FREQÜENTE PARA REPOUSO: POSIÇÃO DE COORDENAÇÃO E MÍNIMA AÇÃO DA GRAVIDADE SOBRE AS ARTICULAÇÕES

FIGURA 13

PARTE II

UNIDADE DE COORDENAÇÃO TRONCO

2. A ELIPSE TRONCO

3. O SISTEMA RETO

4. O SISTEMA CRUZADO

5. O DIAFRAGMA

2

A Elipse Tronco

Para entendermos o tronco como uma unidade de coordenação, devemos redefinir seus contornos.

Observando-o de perfil, vemos que o tronco se estrutura entre a cabeça, abóbada côncava para baixo, e a bacia, abóbada côncava para cima. Essas abóbadas prolongam-se por dois eixos: o eixo raquidiano atrás e o eixo hióide-esterno-abdominal na frente. Essas estruturas em continuidade umas com as outras delimitam uma elipse, a elipse tronco (Figura 1).

O eixo posterior contém as articulações intermediárias capazes de flexo-extensão.

O eixo anterior, muscular, contém as fibras musculares capazes de mover tais articulações.

Essa unidade é de enrolamento, portanto, capaz de tensionar-se por enrolamento e por torção. Por isso deve ter um músculo, ou um sistema muscular, condutor para cada tipo de tensionamento.

No plano horizontal, o eixo posterior e o anterior são unidos pelas costelas, estruturas curvas que reúnem eixo posterior e anterior (Figura 2). Assim, vista de frente no plano frontal, a elipse tronco tem duas laterais simétricas.

No plano sagital, o eixo anterior e o posterior da elipse unem-se pelas fibras do diafragma que correm dos corpos lombares (de L1 a L3), até a região posterior do manúbrio esternal (Figura 3). Essa reunião será discutida posteriormente no Capítulo 5.

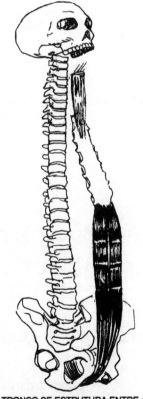

O TRONCO SE ESTRUTURA ENTRE A ABÓBADA ESFENOIDIANA CÔNCAVA PARA BAIXO E ABÓBADA BACIA CÔNCAVA PARA CIMA. ESSAS ABÓBADAS SE PROLONGAM ATRAVÉS DOS EIXOS: RAQUIDIANO ATRÁS E HIÓIDE-ESTERNO-ABDOMINAL NA FRENTE

FIGURA 1

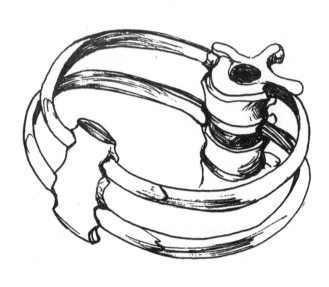

OS EIXOS POSTERIOR E ANTERIOR SÃO REUNIDOS PELAS COSTELAS	A ELIPSE TRONCO O DIAFRAGMA REÚNE OS EIXOS ANTERIOR E POSTERIOR NO PLANO SAGITAL
FIGURA 2	FIGURA 3

Elementos constituintes da unidade de coordenação tronco

Elementos esféricos rotacionais

- A abóbada da cabeça, côncava para baixo. Não se trata da calota craniana, mas da base do crânio representada pelo esfenóide que se encontra à frente do occipital. Vamos falar, então, em abóbada esfenoidiana, e não mais em abóbada da cabeça (Figura 4).
- A abóbada bacia, formada pelo sacro, ilíacos, ligamentos sacroilíacos e pelo assoalho muscular pélvico é côncava, porém, ao contrário da anterior, voltada para cima (Figura 5).

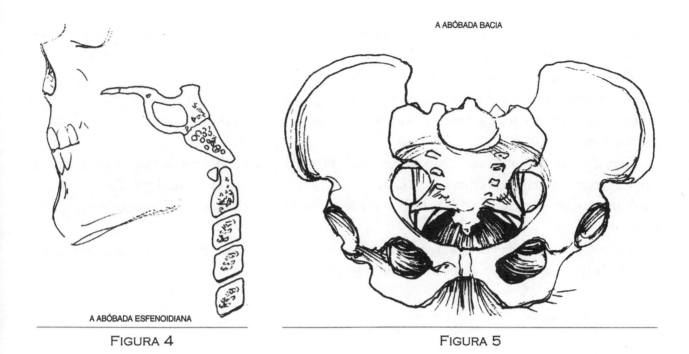

FIGURA 4   FIGURA 5

Articulação intermediária de flexo-extensão

Não se encontra aqui uma articulação, mas várias. São todas as articulações intervertebrais, capazes de micromovimentos de báscula para a frente e para trás sobre a vértebra inferior que, ao somarem-se, resultam em um macromovimento de modesta amplitude – a ante e a póstero-flexão do tronco.

Sistema muscular condutor do enrolamento

- Sistema reto.

Sistema muscular condutor da torção

- Sistema cruzado.

Abóbada esfenoidiana

O esfenóide encontra-se à frente do occipital. Trata-se de um osso central, de forma muito especial. É como uma borboleta cujo corpo, central, coloca-se em um plano horizontal. As asas elevam-se lateralmente colocando-se em um plano frontal, as bordas alargam-se e posicionam em um plano sagital. Uma vista lateral e inferior do crânio permite ver a posição central do esfenóide e suas interligações com os demais ossos. Como ele se articula com todos os ossos do crânio, com cada um estabelece linhas de força que se irradiam a partir dele. É lógico, então, que seja sobre a sela túrcica, acidente ósseo da face superior central do esfenóide, que se situe o centro de gravidade da cabeça[1] (Figuras 6A, 6B).

Essa abóbada prolonga-se atrás pelo occipital (Figura 7), que tem uma íntima conexão com a coluna cervical, de tal forma que poderíamos considerá-lo uma vértebra cervical de número zero. A partir da vértebra cervical número 1, o atlas, ela se prolonga pelo eixo vertebral, porção posterior da elipse tronco.

Na frente, a abóbada esfenoidiana prolonga-se por um eixo osteomuscular formado pelos ossos da face, hióide, esterno e pelos músculos intermediários.

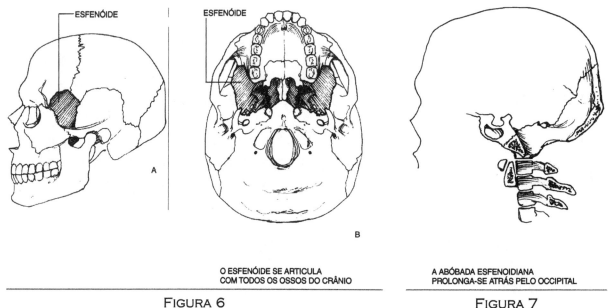

O ESFENÓIDE SE ARTICULA
COM TODOS OS OSSOS DO CRÂNIO

FIGURA 6

A ABÓBADA ESFENOIDIANA
PROLONGA-SE ATRÁS PELO OCCIPITAL

FIGURA 7

ABÓBADA BACIA

A abóbada bacia, côncava para cima, é formada pelos ilíacos, sacro, músculos perineanos e pelos ligamentos sacroilíacos (Figura 5). Prolonga-se atrás pelo eixo vertebral, a partir da articulação L5-S1. Prolonga-se na frente pelo eixo formado pelos abdominais-esterno-hióide-músculos da face. Cada um desses eixos participa da estrutura das abóbadas. Em cima se curvam um em direção ao outro, formando a estrutura da abóbada esfenoidiana; embaixo convergem, formando a própria estrutura da abóbada da bacia.

Eixo posterior

É constituído pela coluna vertebral, que por sua vez pode ser vista como composta por dois pilares vertebrais justapostos[2]. O pilar anterior é formado pelo empilhamento dos corpos vertebrais e dos discos, o posterior pelo empilhamento dos arcos vertebrais de onde se irradiam as apófises (espinhosas, articulares e transversas). O pilar posterior, onde se situam as articulações entre as vértebras, possibilita algum movimento à coluna, mas é o pilar anterior que dá à coluna seu caráter predominante, o de sustentação, apoio, tutor do tronco (Figura 8).

O eixo posterior da elipse tronco tem função estática. O sacro faz parte do eixo posterior, mas também da estrutura da abóbada da bacia. Entre ele e o ilíaco existem as articulações sacroilíacas, capazes apenas de micromovimentos. Consideraremos então que a articulação entre esse eixo e a abóbada da bacia ocorre por meio das articulações entre o sacro e L5. Quando os ilíacos se movem, levam junto o sacro, cujo movimento orientará a lombar e poderá influenciar a posição de todas as vértebras até o occipital. A articulação entre o eixo posterior e a abóboda esfenoidiana ocorre mediante o conjunto articular C0-C1-C2 (occipital, atlas, áxis).

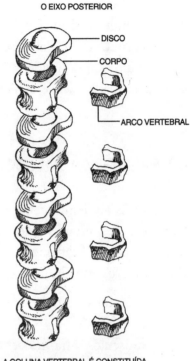

A COLUNA VERTEBRAL É CONSTITUÍDA POR DOIS PILARES JUSTAPOSTOS: CORPOS E DISCOS VERTEBRAIS NA FRENTE, ARCOS VERTEBRAIS EMPILHADOS ATRÁS

FIGURA 8

Eixo anterior

É constituído pela sucessão de ossos e de longas massas musculares (Figura 9):

- músculos supra-hióideos;
- osso hióide;
- músculos infra-hióideos;
- osso esterno;
- músculo reto abdominal.

Trata-se de um longo pilar situado na frente do eixo raquidiano, com a possibilidade de um grande encurtamento por contração muscular. Quando ele se contrai, o eixo posterior se curva. Este, por sua vez, com seus músculos curtos ou longos predominante-

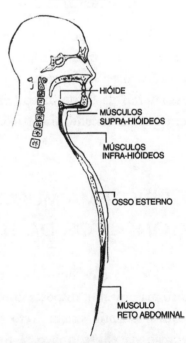

FIGURA 9

mente tendinosos, comporta-se como uma mola de retorno, uma vez cessada a contração muscular do eixo anterior. Este eixo, osteomuscular, tem função dinâmica.

O contato entre a abóbada esfenoidiana e o eixo anterior ocorre por uma complexa imbricação de músculos supra-hióideos que se estendem da região do esfenóide até o osso hióide. O contato entre a abóbada bacia e o eixo anterior ocorre pela inserção do reto anterior no púbis.

O SISTEMA MUSCULAR CONDUTOR DO ENROLAMENTO

A sucessão de músculos em torno da elipse tronco forma uma cadeia muscular denominada sistema reto, responsável pelo enrolamento e em seguida pelo endireitamento do tronco, que é o retorno à posição fundamental. Na porção anterior existem dois ossos interpostos entre os músculos. Os elementos constituintes do sistema reto são:

- músculos supra-hióideos;
- osso hióide;
- músculos infra-hióideos;
- osso esterno;
- músculo retoabdominal;
- músculo elevador do ânus;
- músculos paravertebrais (especialmente o trato lateral de músculos mais superficiais e longos).

Quando a porção anterior dessa cadeia aumenta sua tensão ao se contrair, a cabeça e a bacia aproximam-se e a porção posterior da cadeia aumenta a tensão, alongando-se. As laterais da elipse, as costelas, fecham-se e se aproximam em um movimento simétrico.

O SISTEMA MUSCULAR CONDUTOR DA TORÇÃO

De um e de outro lado do sistema reto encontra-se o sistema cruzado, disposto como um X, cujo vértice se cruza com o próprio sistema reto (Figura 10). Responsável pela torção da elipse tronco, é formado por uma sucessão de músculos oblíquos profundos à direita que se prolongam

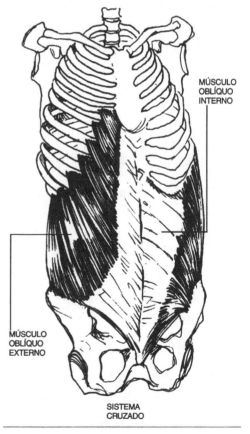

FIGURA 10

para o lado esquerdo por meio de músculos superficiais, que se encontram dispostos no mesmo sentido, formando uma haste do X, e outra sucessão de músculos oblíquos profundos à esquerda, que se prolongam para o lado direito por meio de músculos superficiais que formam a outra haste do X.

Os músculos da camada profunda são:

- escalenos;
- intercostais internos;
- oblíquo interno;
- serrátil póstero-inferior[3];
- fibras costolombares do quadrado lombar[3].

Eles estão em continuidade de direção com os músculos da camada superficial contralateral que são:

- serrátil póstero-superior;
- intercostais externos;
- oblíquo externo;
- fibras iliolombares do quadrado lombar.

A porção profunda direita age concomitantemente com a porção superficial esquerda, provocando lateroflexão-rotação do tronco para a direita, o que representa fechamento das estruturas da elipse, as costelas, à direita, e sua abertura à esquerda. A porção profunda esquerda age com a superficial direita provocando lateroflexão-rotação para a esquerda.

Movimento simétrico e movimento recíproco

O sistema cruzado é o responsável pela ação dos movimentos dos membros. Até aqui vimos, e continuaremos vendo, o sistema cruzado exclusivo da elipse tronco para entender como, na intimidade dessa estrutura corporal, o movimento se desencadeia. Em um segundo tempo, vamos abordar o sistema cruzado que interliga o tronco à periferia, analisando a anatomia das cadeias musculares que reúnem elipse e membros. Isto nos permitirá entender que há propagação do movimento de torção da elipse para os membros superiores e inferiores.

Movimento simétrico

Quando há enrolamento do tronco, o movimento é simétrico. Na frente as costelas aproximam-se igualmente à direita e à esquerda. Se o movimento prolongar-se pelos braços até as mãos, estas trabalham uma em direção à outra. Se o enrolamento prolongar-se até os membros inferiores, eles também se movem simetricamente, pulando, por exemplo. Os flexores anteriores são equilibrados pelos extensores posteriores. A região anterior direita é equilibrada pela posterior direita; a anterior esquerda, pela posterior esquerda (Figura 11).

Movimento recíproco

Quando há torção do tronco, um lado se fecha, aproximando as costelas; o outro se abre, afastando-as. O movimento decorrente é denominado recíproco. Se se prolongar pelos membros, de um lado um deles se flexiona, enquanto do outro se estende. O equilíbrio ocorre entre direita e esquerda, a flexão anterior direita é equilibrada pela extensão posterior esquerda da porção superior do corpo. Esse conjunto equilibrado se opõe e equilibra com a extensão posterior direita acompanhada da flexão anterior esquerda da porção inferior do tronco (Figura 12).

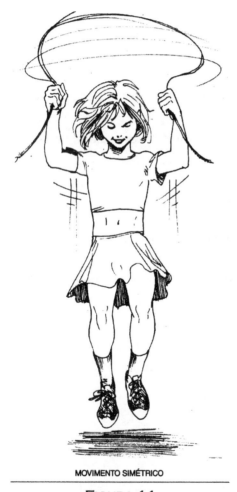

MOVIMENTO SIMÉTRICO

FIGURA 11

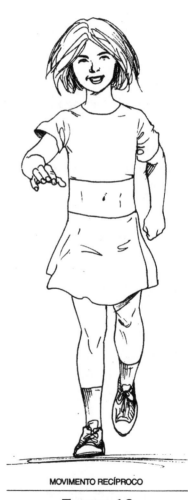

MOVIMENTO RECÍPROCO

FIGURA 12

3

O Sistema Reto

Formação da abóbada esfenoidiana

Como já vimos, o eixo raquidiano é composto por dois pilares justapostos: um de corpos e discos empilhados, de apoio; e outro de movimento, formado por uma sucessão de arcos ósseos em forma de ferradura, unidos por meio de apófises articulares, que tornam esse pilar flexível. Sendo de apoio, o pilar anterior tem volume de corpos e discos cada vez maiores de cima para baixo (Figuras 1A, 1B, 1C).

No pilar posterior, o forame delimitado pelo arco vertebral é cada vez menor de cima para baixo, visto que o volume de tecido nervoso que é abrigado na cervical, destinado a todo o corpo, diminui sensivelmente após a saída das raízes nervosas destinadas aos membros superiores. Esse pilar tem duas funções conflitantes: constituir um estojo de proteção para o tecido nervoso e promover movimento para o eixo raquidiano.

Normalmente analisamos a coluna vertebral do ponto de vista biomecânico, como uma estrutura capaz de movimento. No entanto, ela também pode ser vista como estojo de proteção do sistema nervoso, com a forma dele (Figuras 2A, 2B). O forame vertebral tem diâmetro menor embaixo, maior em cima. A sobreposição do forame de cada vértebra forma o canal vertebral que se curva à medida que sobe em direção à abóbada esfenoidiana. Encontra-se em continuidade com o espaço intracraniano que se expande posteriormente em direção ao occipital e por fim se fecha em uma forma arredondada sob a calota craniana.

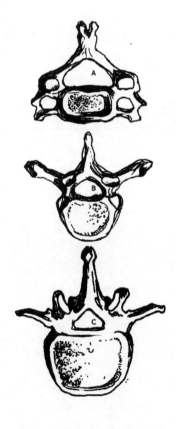

O PILAR ANTERIOR, SENDO DE APOIO, TEM VOLUME DE CORPOS E DISCOS CADA VEZ MAIORES DE CIMA PARA BAIXO

FIGURA 1

Como já dissemos, os volumes dos corpos vertebrais e dos discos intermediários diminuem de baixo para cima. A partir da segunda vértebra cervical, também denominada áxis, não existe mais disco intervertebral, o corpo da segunda vértebra eleva-se em direção ao forame magno (Figura 3A). A primeira vértebra cervical, também denominada atlas, não tem corpo, é apenas um círculo ósseo que envolve a medula e a apófise odontóide, articula-se com o occipital e, como uma cunha interposta entre occipital e áxis, serve para aumentar o braço de alavanca para os movimentos entre esses ossos (Figura 3B).

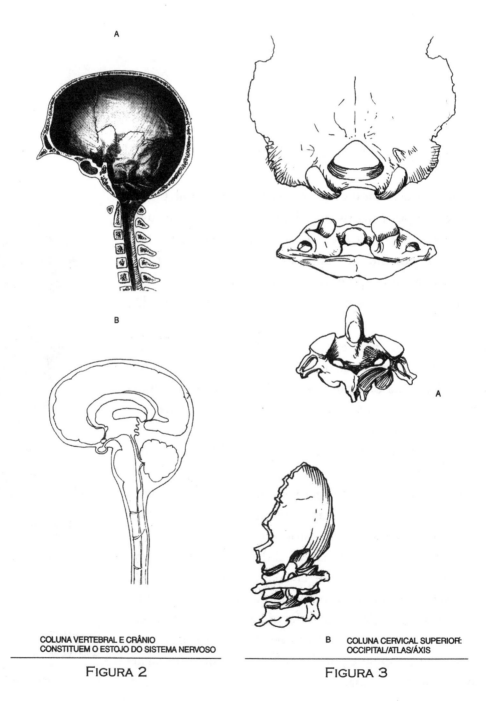

COLUNA VERTEBRAL E CRÂNIO CONSTITUEM O ESTOJO DO SISTEMA NERVOSO

FIGURA 2

B COLUNA CERVICAL SUPERIOR: OCCIPITAL/ATLAS/ÁXIS

FIGURA 3

O occipital é um osso de transição entre coluna e crânio. Tem características de crânio, é chato, mas ainda apresenta características vertebrais: um forame cercado de superfícies articulares e, na frente, a apófise basilar prolonga-se como um corpo que se junta à abóbada esfenoidiana (Figura 4).

O eixo dos corpos vertebrais, a odontóide, o corpo do occipital e do esfenóide são os elementos da coluna vertebral que se curvam como a estrutura de um cabo de guarda-chuva, constituindo a porção superior do estojo da medula e do cerebelo. Quando essa estrutura termina e o cerebelo já recebeu uma sólida proteção, a abóbada esfenoidiana prolonga-se ao longo de um labirinto ósseo formado por arcos, curvas e pilares, imbricados com músculos de formas e posições muito complexas, para formar a face que fecha anteriormente a caixa craniana, que por sua vez foi aberta posteriormente pela expansão do occipital.

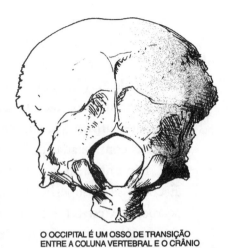

O OCCIPITAL É UM OSSO DE TRANSIÇÃO ENTRE A COLUNA VERTEBRAL E O CRÂNIO

FIGURA 4

Nessa região da face não existem articulações móveis, com exceção da articulação temporomandibular. No entanto, aí ocorrem inúmeros e riquíssimos movimentos que regem funções vitais e complexas, como fala, deglutição, respiração, visão e mímica. Muitas dessas funções dinâmicas iniciam-se antes do nascimento. O embrião chupa o dedo e desde então se inscreve na elipse tronco a propriocepção do movimento. Portanto, muito antes de ser capaz de um movimento articular voluntário, o ser humano já vivenciou a função dinâmica, que é voluntária e intermitente.

Formação da abóbada bacia

A abóbada bacia é formada por ossos, articulações, ligamentos e músculos:

- dois ossos ilíacos e o sacro;
- duas articulações sacroilíacas unindo de um lado e de outro o sacro e os ilíacos. Ao se abrir a articulação sacroilíaca como um livro, observa-se que as superfícies articulares, denominadas auriculares devido à forma de orelha, correspondem-se perfeitamente (Figura 5). Farabeuf, citado por Bienfait, afirmava que a superfície auricular do osso ilíaco apresenta um trilho em alto-relevo, enquanto a do osso sacro tem um trilho em baixo-relevo[4]. No entanto, as superfícies estão longe de apre-

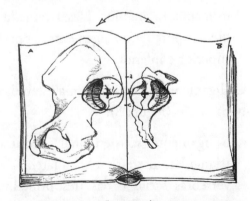

AO SE ABRIR A ARTICULAÇÃO SACROILÍACA COMO UM LIVRO, OBSERVA-SE QUE AS SUPERFÍCIES ARTICULARES TÊM FORMA DE ORELHA E SE CORRESPONDEM PERFEITAMENTE

FIGURA 5

sentar grande regularidade. Realizando cortes horizontais nos planos correspondentes ao ápice de S1 (Figura 6A), na transição entre S1-S2 (Figura 6B) e na base de S2 (Figura 6C), vemos que a concavidade-convexidade de cada região varia[2]. Por isso, M. Bienfait[4] afirma que em osteopatia as duas superfícies são consideradas planas, visto que estes "encaixes" não impedem os micromovimentos articulares. É como se as superfícies estivessem presentes sem se tocar. A estabilidade articular é garantida pelos ligamentos, e os micromovimentos pela elasticidade desses mesmos ligamentos;

- a sínfise púbica une anteriormente os dois ilíacos por meio de um ligamento interósseo e uma camada fibrosa periférica. O ligamento interósseo é uma fibrocartilagem que ocupa todo o espaço entre as duas superfícies articulares e é mais espessa na frente que atrás (Figura 7). Assim como nos discos intervertebrais, essa fibrocartilagem é constituída por fibras que caminham de uma superfície cartilaginosa à outra, seguindo sentidos oblíquos em todas as direções do espaço. Sua porção central é vazia, e esta cavidade achatada transversalmente ocupa a porção mediana da articulação. Na mulher, este ligamento é mais espesso e durante a gravidez adquire uma frouxidão muito maior, o que faz a cavidade aumentar. A camada fibrosa periférica contorna o ligamento anterior. Nesta camada distinguem-se quatro porções ou ligamentos: posterior, anterior, superior e inferior.

Os ligamentos que garantem a estabilização da cúpula da abóbada são (Figura 8):

- o ligamento sacroespinhal, profundo, de forma triangular, insere-se sobre a lateral das duas últimas vértebras sacras e das três primeiras coccigeanas, converge para fora e para a frente, cruza com o ligamento sacrotuberal, no qual parece inserir-se para de fato inserir-se no ápice da espinha ciática;

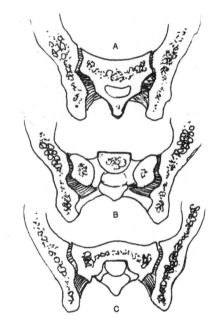

CORTES HORIZONTAIS DAS ARTICULAÇÕES
SACROILÍACAS NOS PLANOS CORRESPONDENTES:

A: ÁPICE DE S1
B: TRANSIÇÃO ENTRE S1–S2
C: BASE DE S2

FIGURA 6

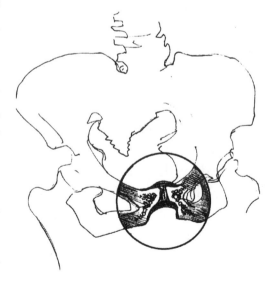

SÍNFISE PÚBICA

FIGURA 7

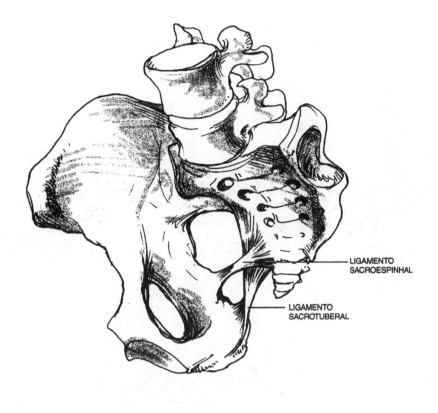

LIGAMENTOS ESTABILIZADORES DA ABÓBADA BACIA

FIGURA 8

- o ligamento sacrotuberal, superficial, que se insere sobre as espinhas ilíacas posteriores, região superior da articulação sacroilíaca, bordo lateral do sacro e metade superior do cóccix, segue para baixo e para fora, tornando-se mais estreito e espesso, voltando a alargar-se antes de inserir-se sobre o bordo interno da tuberosidade isquiática.

Uma camada muscular fecha a cúpula da abóbada. É o assoalho muscular pélvico, constituído especialmente pelo músculo elevador do ânus. Esse músculo insere-se na face posterior do púbis, sobre o arco tendíneo do elevador do ânus (estrutura tendinosa que corre posteriormente ao ramo ascendente do púbis) e a espinha ciática. Divide-se em duas porções (Figura 9):

- porção interna ou elevadora, vai da região posterior do púbis até o esfíncter externo do ânus ou a região posterior do reto. Também denominada feixe pubo-retal, delimita a fenda urogenital, onde se situam os órgãos genitais externos e a uretra;
- porção externa ou esfincteriana, também denominada feixe pubococcigiano, caminha lateralmente até o ligamento suspensor do ânus (ligamento anococcigiano), inserindo-se nele ou diretamente no cóccix.

Feixe ileococcigiano é a porção que corre do arco tendíneo do elevador do ânus ao cóccix.

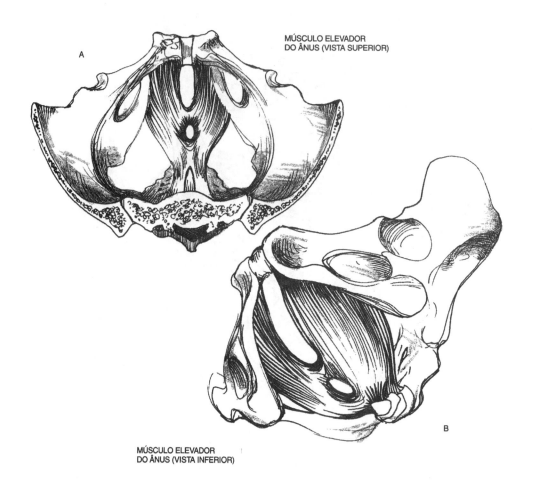

CAMADA MUSCULAR DE FECHAMENTO DA ABÓBADA BACIA

FIGURA 9

As linhas de força presentes na estrutura pélvica podem ser visualizadas pelo sentido predominante das trabéculas ósseas e pelo sentido dos ligamentos estruturadores[2].

Da porção superior da articulação sacroilíaca partem linhas de força que descem quase verticalmente pelo bordo posterior da incisura ciática maior em direção ao fundo do acetábulo. Passa junto da espinha ciática onde se insere o ligamento sacrociático, cujas fibras dão continuidade às linhas de força do fundo do acetábulo ao bordo lateral do sacro. Poderíamos dizer que complementam as linhas de força trabeculares entre sacro e ilíaco. Encontram linhas correspondentes na cabeça femoral (Figura 10A).

Da porção inferior da articulação sacroilíaca partem linhas de força quase horizontais que percorrem a linha arqueada (divisa entre bacia menor inferior e bacia maior superior). Chegando à região do acetábulo encontram linhas correspondentes na cabeça femoral. Algumas delas correm em direção ao ramo horizontal do púbis (Figura 10B).

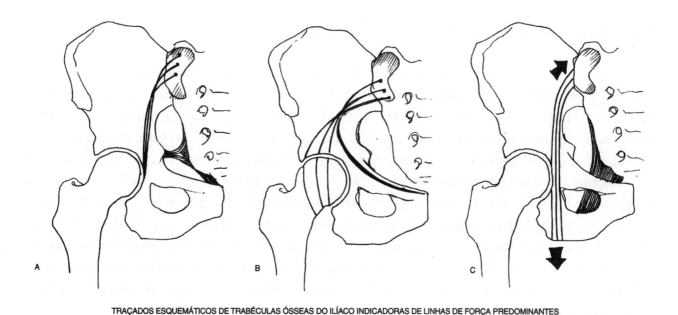

TRAÇADOS ESQUEMÁTICOS DE TRABÉCULAS ÓSSEAS DO ILÍACO INDICADORAS DE LINHAS DE FORÇA PREDOMINANTES

FIGURA 10

Das duas porções da articulação sacroilíaca descem verticalmente até o tubérculo isquiático linhas que suportam o peso do corpo na posição sentada. Ao tubérculo isquiático chega o ligamento sacrotuberal, mais ou menos vertical, que se insere sobre as espinhas ilíacas posteriores, região superior da articulação sacroilíaca, bordo lateral do sacro e metade superior do cóccix, como complementando essas linhas de força ilíacas verticais em direção ao sacro (Figura 10C).

O MOVIMENTO

Os centros articulares desencadeadores de movimento da elipse tronco encontram-se no conjunto occipital-áxis e L5-S1. O enrolamento pode começar por um ou outro. Quando cabeça e bacia aproximam-se, o motor do enrolamento é a ação muscular do eixo anterior. Quando cabeça e bacia afastam-se para retornar à posição ereta, o motor é a ação dos músculos posteriores paravertebrais.

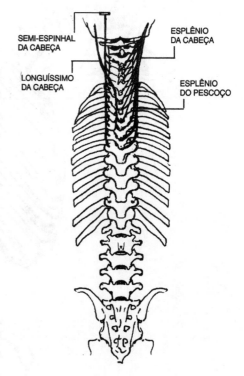

MÚSCULOS LONGOS ESPINHAIS
DE INSERÇÃO OCCIPITAL E CERVICAL SUPERIOR

FIGURA 11

Movimento da abóbada esfenoidiana

O centro articular do movimento da abóbada esfenoidiana encontra-se no conjunto occipital-áxis. A contração dos músculos responsáveis pelo movimento de enrolamento partindo de cima tem como centro o osso hióide, o queixo é levado para a frente e para baixo em direção ao esterno. O occipital desliza para trás e traciona C1 e C2, cujas superfícies articulares deslizam para cima em relação a C3, o que tensiona as estruturas que unem essas duas vértebras, puxando C3 para cima em relação a C4, e assim sucessivamente até D6. Por que até D6? Porque os músculos longos que se inserem na linha curva occipital e coluna cervical inferior (semi-espinhal da cabeça, longuíssimo da cabeça, esplênios da cabeça e do pescoço) descem até no máximo D6 e costelas correspondentes (Figura 11). Estas, por sua vez, tornam-se oblíquas, fechando-se na frente (Figura 12). O tórax alarga-se no plano frontal e estreita-se no sagital. Se pudéssemos observar o conjunto occipital-áxis deslocando-se para a frente em um plano sagital, veríamos que segue uma linha curva côncava para baixo (Figura 13).

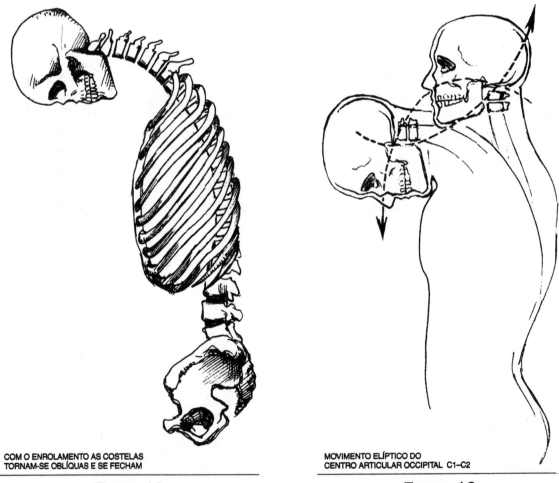

COM O ENROLAMENTO AS COSTELAS TORNAM-SE OBLÍQUAS E SE FECHAM

FIGURA 12

MOVIMENTO ELÍPTICO DO CENTRO ARTICULAR OCCIPITAL C1–C2

FIGURA 13

No endireitamento o movimento começa no tórax. Tomando ponto fixo sobre as últimas vértebras e costelas correspondentes, fixas, músculos paravertebrais começam primeiro a puxar para baixo as vértebras dorsais médias e sucessivamente fazem deslizar para baixo uma a uma as vértebras, da dorsal média para a cervical superior, realinhando-as. Simultaneamente as costelas são trazidas para a horizontal (Figuras 14A, 14B). O occipital é o último elemento a retornar à posição inicial. Dessa forma, o retorno do movimento ocorre pela ação de outros músculos e colocando em movimento as articulações em ordem inversa. A última a inclinar-se para a frente é a primeira a retornar inclinando-se para trás.

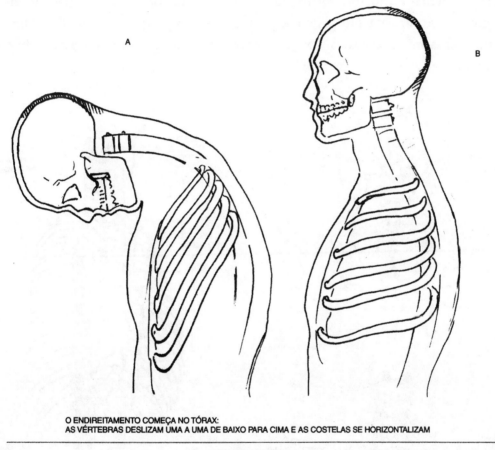

O ENDIREITAMENTO COMEÇA NO TÓRAX:
AS VÉRTEBRAS DESLIZAM UMA A UMA DE BAIXO PARA CIMA E AS COSTELAS SE HORIZONTALIZAM

FIGURA 14

Se pudéssemos observar o conjunto occipital-áxis deslocando-se para trás em um plano sagital, veríamos que ele segue uma linha curva côncava para cima (Figura 13). Somando-se essa linha com a descrita no enrolamento, vemos formar-se uma elipse. Assim, a abóbada esfenoidiana não finaliza uma fase para iniciar a outra, mas realiza uma ação contínua de deslizamento da região C0-C1 (occipital-áxis) seguindo uma linha imaginária fechada em forma de elipse. Por isso o movimento é fluido, harmônico, sem sobressaltos.

Movimento da abóbada bacia

O centro articular desencadeador do movimento da abóbada da bacia encontra-se na região da dobradiça L5-S1. A contração dos músculos responsáveis pelo movimento de enrolamento partindo de baixo tem como centro de tração o umbigo. O púbis é levado para a frente e para cima em direção ao esterno. As superfícies articulares de S1 são puxadas para baixo, saindo da frente das superfícies articulares de L5 (Figuras 15A, 15B). O tensionamento dos elementos que unem essas duas vértebras puxará L5 para baixo, tirando suas superfícies articulares de sob L4 e assim por diante (Figuras 15A, 15B). Ao passar por D12 as costelas correspondentes serão puxadas para trás e para baixo, o que as tornarão oblíquas da mesma forma que as costelas superiores por ocasião do enrolamento partindo de cima. Esse enrolamento pode chegar acima de D6 porque os músculos longos que partem das espinhosas sacrais e lombares, como o ileocostal e o longuíssimo do tórax, chegam até D2 ou D3 (Figura 16).

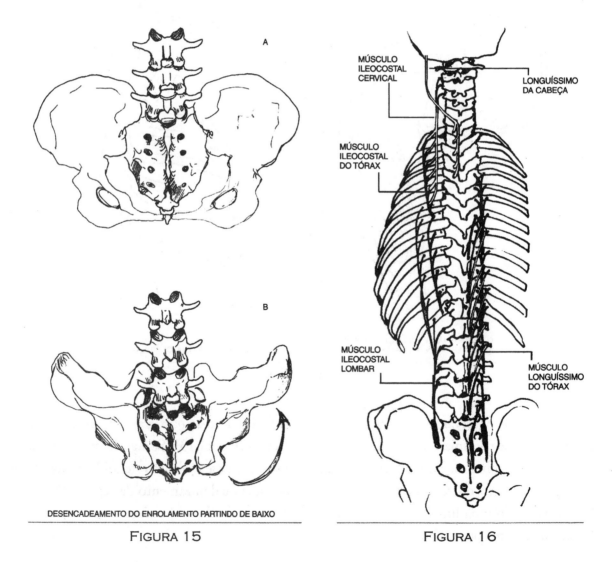

FIGURA 15 — DESENCADEAMENTO DO ENROLAMENTO PARTINDO DE BAIXO

FIGURA 16

Vista em plano sagital, a região L5-S1 segue uma linha curva de concavidade superior (o bordo inferior de uma elipse). O retorno parte do tronco, e a região L5-S1 segue para trás, desenhando uma linha curva de concavidade inferior (o bordo superior de uma elipse). Aqui também o movimento de enrolamento e endireitamento não é com ida e volta, mas um movimento único, elíptico, contínuo, com um tempo forte, principal: o enrolamento e o endireitamento que é o retorno à posição inicial (Figura 17).

AS AÇÕES MUSCULARES

A contração dos músculos que participam do eixo anterior aproxima a cabeça da bacia, flexionando a elipse tronco, curvando dessa forma o eixo posterior. A contração dos músculos posteriores ao eixo posterior afasta a cabeça da bacia, trazendo a elipse tronco para a posição ereta, o que corresponde à extensão da elipse tronco.

A ação dos flexores do eixo anterior é precisa e localizada. Já vimos, por exemplo, que o enrolamento pode começar por cima e aos poucos difundir-se ou

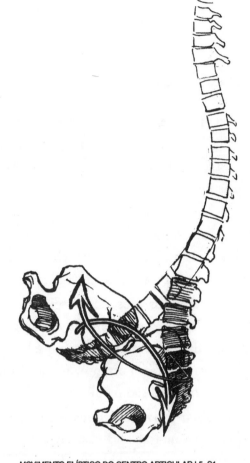

MOVIMENTO ELÍPTICO DO CENTRO ARTICULAR L5–S1

FIGURA 17

não para baixo ou começar por baixo e aos poucos difundir-se ou não para cima. Além disso, a ação em um ponto qualquer do eixo anterior equivale a um efeito correspondente no eixo posterior. Por exemplo, o esterno pode ser recuado sem que a região superior ou inferior participem. Essa ação corresponde a um enrolamento localizado na região interescapular. O umbigo pode ir para dentro, endireitando apenas a região lombar.

O enrolamento que se inicia embaixo sob ação dos músculos do períneo e dos abdominais inferiores leva a um endireitamento da curva da lordose lombar inferior, e o centro de convergência da ação muscular é o umbigo.

O enrolamento partindo de cima inicia-se a partir da ação dos músculos supra e infra-hióideos, levando a um endireitamento da lordose cervical. O centro de convergência da ação muscular é o hióide.

A ação dos extensores situados atrás do eixo posterior é mais global e menos sutil. É impossível tentar endireitar determinada região da coluna sem que a região superior e a inferior participem do movimento.

Enrolamento partindo de cima

Desencadeamento

O movimento de enrolamento partindo da abóbada esfenoidiana inicia-se por meio de uma báscula dos côndilos occipitais para trás, o que leva a cabeça para a frente. Os músculos responsáveis por esse movimento são os supra-hióideos: músculos da mímica, mastigação, deglutição e pré-vertebrais superiores.

Se o movimento de enrolamento se propagar para as vértebras cervicais inferiores e dorsais superiores, os sub-hióideos e os pré-vertebrais inferiores se contraem. Os sub-hióideos contraem-se para fixar o osso hióide, os pré-vertebrais para que o enrolamento se propague vértebra por vértebra, desabitando uma a uma de cima para baixo.

Como já dissemos, nessa região da face não existem articulações móveis, com exceção da articulação temporomandibular. No entanto, aí ocorrem inúmeros e riquíssimos movimentos que regem funções vitais e complexas, como fala, deglutição, respiração, visão e mímica, todas garantidas por músculos flexores. Portanto, os movimentos não podem ser regulados por um antagonismo flexo-extensor. Eles são regulados pela intensidade relativa da contração dos flexores entre si.

Analisar toda a anatomia e cinesiologia dessa região com objetivos diagnósticos e terapêuticos requereria um trabalho exclusivo. Piret e Béziers classificam todos os músculos dessa região em cinco grupos, com o objetivo de estabelecer alguns critérios de observação e alguma ação curativa.

Aqui, os músculos serão citados e seu traçado esquemático reproduzido, lembrando que cada grupo possui uma ação principal, mas alguns músculos podem participar de mais de um grupo, e quando todos os músculos dos cinco grupos agem simultaneamente, ocorre uma deglutição. Observe que ao se deglutir, uma anteflexão da cabeça é esboçada. Quando um terapeuta facilita a deglutição de uma criança com problemas neurológicos, a cabeça é colocada em anteflexão. Sem dúvida, deglutição e anteflexão são ações intimamente relacionadas.

Os cinco grupos de músculos desencadeadores do movimento de enrolamento partindo da abóbada esfenoidiana são:

- faringe: constritor da faringe, estilofaríngeo, constritor médio da faringe, constritor inferior da faringe (Figura 18);
- língua e véu palatino: periestafilino externo e interno, palato estafilino, faringoestafilino, glossoestafilino, lingual superior, lingual inferior, hioglosso (Figura 19);
- mastigadores: temporal, pterigóide, masseter (Figura 20);

O SISTEMA RETO 53

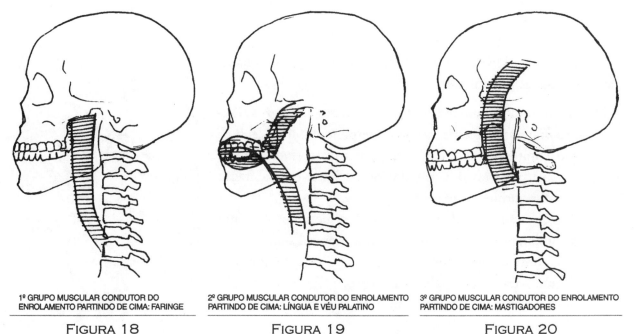

FIGURA 18 — 1º GRUPO MUSCULAR CONDUTOR DO ENROLAMENTO PARTINDO DE CIMA: FARINGE

FIGURA 19 — 2º GRUPO MUSCULAR CONDUTOR DO ENROLAMENTO PARTINDO DE CIMA: LÍNGUA E VÉU PALATINO

FIGURA 20 — 3º GRUPO MUSCULAR CONDUTOR DO ENROLAMENTO PARTINDO DE CIMA: MASTIGADORES

- rosto: frontal, piramidal, levantador do lábio superior e das asas do nariz, transverso do nariz, occipital, zigomáticos, bucinador, levantador do ângulo da boca, depressor do ângulo da boca, depressor do lábio inferior (Figura 21);
- pré-vertebrais: reto lateral da cabeça, reto anterior da cabeça, longo anterior da cabeça, longo do pescoço (Figura 22).

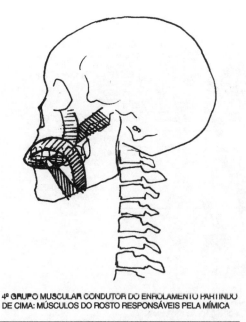

FIGURA 21 — 4º GRUPO MUSCULAR CONDUTOR DO ENROLAMENTO PARTINDO DE CIMA: MÚSCULOS DO ROSTO RESPONSÁVEIS PELA MÍMICA

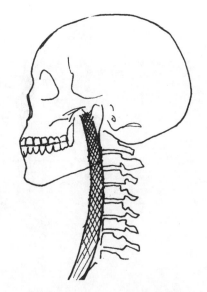

FIGURA 22 — 5º GRUPO MUSCULAR CONDUTOR DO ENROLAMENTO PARTINDO DE CIMA: MÚSCULOS PRÉ-VERTEBRAIS

Propagação

O enrolamento partindo da cabeça envolve a ação de quatro diferentes regiões musculares.

1. A contração simultânea dos músculos dos *cinco grupos supra-hióideos* já descritos, que corresponde a uma deglutição completa, esboça o início do enrolamento que é a báscula posterior dos côndilos do occipital e desabitação das duas primeiras vértebras cervicais.
2. A contração dos *sub-hióideos* permite que o enrolamento se prolongue para a cervical inferior e dorsal superior:
   * a contração dos omo-hióideos fixa o osso hióide para trás, para baixo e para fora (Figura 23); o esterno-hióideo e os supra-hióideos também contribuem para a fixação posterior (Figura 24);
   * essa fixação permite que a contração dos sub-hióideos longitudinais – esternotireóideo, tíreo-hióideo, esterno-hióideo – (Figura 24) prolongue a contração dos supra-hióideos colocados na mesma direção–milo-hióideo

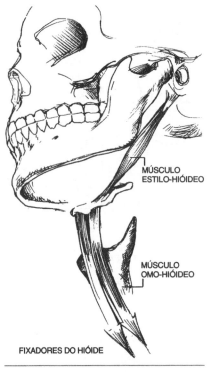

Figura 23

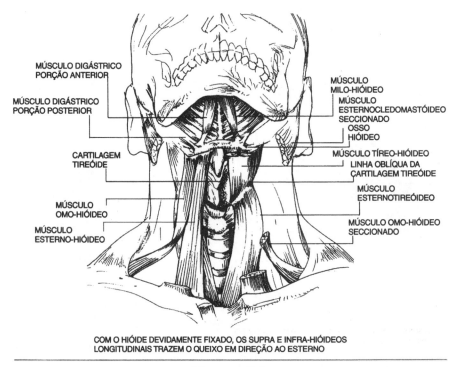

Figura 24

– gênio-hióideo – (Figura 25), atraindo o queixo na direção do esterno. Dessa forma, os músculos que se prolongam da região posterior da mandíbula até a fúrcula esternal têm o centro de tração no hióide (Figura 26).

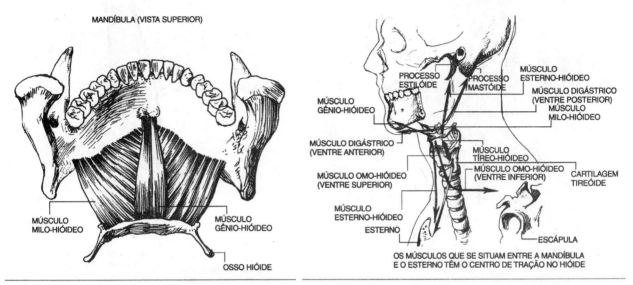

FIGURA 25   FIGURA 26

3. A contração do quinto grupo descrito inicialmente, o *pré-vertebral*, é de fundamental importância para que o enrolamento se propague vértebra por vértebra, desabitando uma a uma de cima para baixo. Isto ocorre graças à contração do longo da cabeça e longo do pescoço, porção longitudinal, de fibras mais longas, portanto de evidente vocação dinâmica (Figura 27). Segundo M. Bienfait, a contração dos pré-vertebrais cervicais abre a lordose (Figura 30). Isso é "endireitamento", que deve ser considerado a abertura voluntária das curvas raquidianas.

4. Os *esternocleidoccipitomastóideos* (ECOMs) (Figura 28), que se contraem bilateralmente a partir de uma posição da cabeça alinhada com o tronco, podem iniciar e participar de todo o movimento de enrolamento. Porém, para que assim seja ele precisa da contração simultânea dos músculos hióideos e especialmente dos pré-vertebrais. Se esses não se contraíssem, os ECOMs poderiam agir atraindo as mastóides em direção ao esterno em lordose cervical.

Essa é a descrição de um movimento completo, colocando em ação todos os músculos que podem dele participar. No dia-a-dia, o enrolamento partindo de cima ocorre com muita freqüência na posição ortostática, associado a funções de fonação, deglutição, gesticulação e inclinação anterior do tronco para as mais variadas ações. Esses movimentos podem ocorrer apenas com o desequilíbrio anterior da cabeça, provocado pela ação bilateral dos ECOMs e controlado pela contração excêntrica dos paravertebrais cervicodorsais (Figura 29).

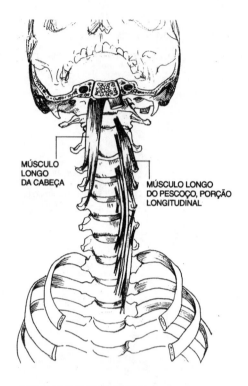

MÚSCULO LONGO DA CABEÇA

MÚSCULO LONGO DO PESCOÇO, PORÇÃO LONGITUDINAL

MÚSCULOS PRÉ-VERTEBRAIS RESPONSÁVEIS PELO ENROLAMENTO VÉRTEBRA POR VÉRTEBRA

FIGURA 27

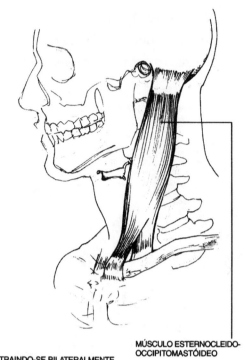

MÚSCULO ESTERNOCLEIDO-OCCIPITOMASTÓIDEO

CONTRAINDO-SE BILATERALMENTE OS "ECOM" DESLOCAM A CABEÇA ANTERIORMENTE DESENCADEANDO O PROCESSO DE ENROLAMENTO

FIGURA 28

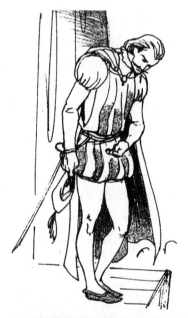

O ENROLAMENTO DA ELIPSE TRONCO PARTINDO DE CIMA, MUITO FREQÜENTEMENTE OCORRE POR SIMPLES DESEQUILÍBRIO ANTERIOR DA CABEÇA CONTROLADO PELA CONTRAÇÃO EXCÊNTRICA DOS PARAVERTEBRAIS CÉRVICODORSAIS

FIGURA 29

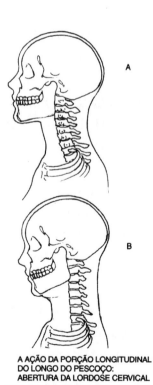

A AÇÃO DA PORÇÃO LONGITUDINAL DO LONGO DO PESCOÇO: ABERTURA DA LORDOSE CERVICAL

FIGURA 30

Aqui vamos continuar descrevendo o enrolamento ativo completo, tal como ele *pode* ser, quando todos os músculos capazes de alguma contribuição entram em ação. O movimento resultante não faz parte do dia-a-dia, mas seu conhecimento é fundamental para ações terapêuticas em caso de disfunções.

AÇÃO DO GRUPO PRÉ-VERTEBRAL

A contração da porção longitudinal do músculo longo do pescoço leva ao endireitamento[*] da lordose cervical que, ao recuar, posterioriza as inserções de outros músculos inseridos como ele na região pré-vertebral, entre eles os escalenos anterior, médio e posterior (Figuras 31A, 31B).

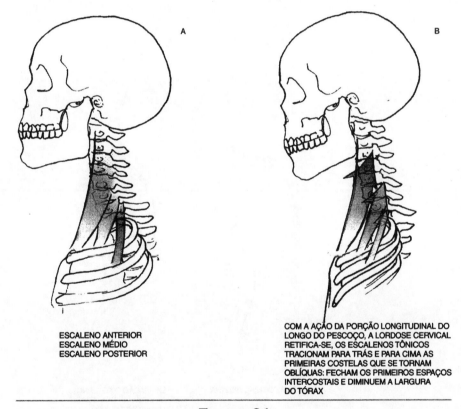

FIGURA 31

Os escalenos correm das apófises transversas cervicais (de C2 a C7) para baixo, para a frente e para fora até a região anterior medial da primeira costela (para os feixes anterior e médio) e região anterior mais lateral da segunda costela (para o posterior). Considerados normalmente como inspi-

---

* Aqui, endireitamento deve ser entendido como abertura voluntária de uma curva vertebral.

ratórios acessórios, são sem dúvida músculos tônicos, retráteis*, de palpação freqüentemente dolorida. Tais características fazem Marcel Bienfait classificá-los como músculos tônicos ou estáticos, cuja função mais importante é a suspensão da caixa torácica na coluna cervical[4]. As demais costelas seriam suspensas às duas primeiras pelos intercostais.

Assim, quando a coluna cervical recua durante o endireitamento causado pela contração da porção longitudinal do longo do pescoço, estes três cabos de suspensão (os escalenos) nem precisam contrair para atrair as duas primeiras costelas para cima, para trás e para dentro, de acordo com o sentido de suas fibras. As duas primeiras costelas aproximam-se e tornam-se, então, oblíquas de cima para baixo, de trás para a frente. O esterno, onde essas costelas se articulam, é levado para trás em direção à dorsal e para baixo em direção ao púbis. As demais costelas que se encontram articuladas ao corpo do esterno são levadas junto com ele para baixo e para trás, tornando-se oblíquas, como as duas primeiras, de cima para baixo e de trás para a frente, fechando-se (Figuras 32A, 32B).

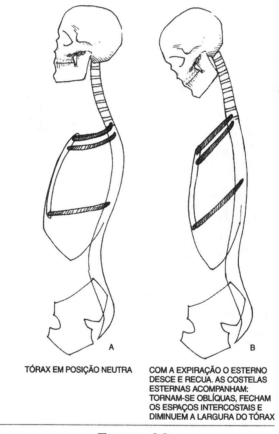

A — TÓRAX EM POSIÇÃO NEUTRA
B — COM A EXPIRAÇÃO O ESTERNO DESCE E RECUA. AS COSTELAS ESTERNAS ACOMPANHAM: TORNAM-SE OBLÍQUAS, FECHAM OS ESPAÇOS INTERCOSTAIS E DIMINUEM A LARGURA DO TÓRAX

FIGURA 32

---

* A retração dos escalenos é bastante comum. Produz a denominada *síndrome do desfiladeiro*. São paresias que se irradiam ao longo do membro superior. Fraqueza muscular e perda do pulso são sentidos quando o braço é mantido em posição elevada algum tempo. Tais sintomas devem-se particularmente à compressão que essa retração causa no plexo braquial que passa entre o escaleno anterior e o médio, sobre a primeira costela, no espaço denominado *desfiladeiro do escaleno*.

Como vimos, as vértebras são puxadas de cima para baixo em um movimento de desabitação que leva as superfícies articulares a abandonar a posição face a face e o corpo vertebral a bascular anteriormente. A cabeça da costela que se encontra apoiada sobre o corpo da vértebra é elevada, assim como o colo e a porção posterior da costela. A porção lateral-anterior da costela que se encontra após o ângulo do corpo costal é rebaixada, movimento também estimulado pelo rebaixamento do esterno na frente (Figura 33).

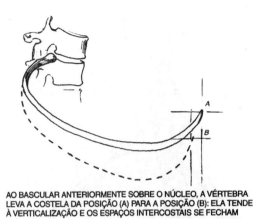

AO BASCULAR ANTERIORMENTE SOBRE O NÚCLEO, A VÉRTEBRA LEVA A COSTELA DA POSIÇÃO (A) PARA A POSIÇÃO (B): ELA TENDE À VERTICALIZAÇÃO E OS ESPAÇOS INTERCOSTAIS SE FECHAM

FIGURA 33

AÇÃO DOS RETOS ABDOMINAIS

Este rebaixamento é também realizado pela ação do reto abdominal que, sendo um músculo dividido por vários tendões, tem seu centro de tensão localizado no umbigo, por onde sempre passa um dos tendões. Assim, o esterno é puxado para baixo em direção ao púbis e este é puxado para cima em direção àquele (Figura 34). O enrolamento que iniciou em cima pode chegar até a pelve.

AÇÃO DOS INTERCOSTAIS

Supõe-se também que pelo fato de os escalenos serem oblíquos no plano frontal de cima para baixo, de dentro para fora, a tração por eles exercida nesse sentido fará com que os intercostais internos, cujas fibras seguem a mesma direção, sejam tensionados (Figura 35) e por reflexo miotático direto aumentem seu tônus, o que faria com que as costelas se aproximassem ainda mais, confirmando a tendência que têm de se fechar quando se tornam oblíquas.

Os intercostais internos estariam assim associados ao movimento de flexão da elipse tronco. É interessante notar que na frente eles estão presentes a partir do esterno e correm até o ângulo costal posterior, ao contrário dos intercostais externos, que correm dos tubérculos costais, juntos à apófise transversa vertebral, até o início das cartilagens costais na frente, não chegando, portanto, até o esterno. Por essa razão, como veremos, os intercostais externos parecem estar mais associados à extensão.

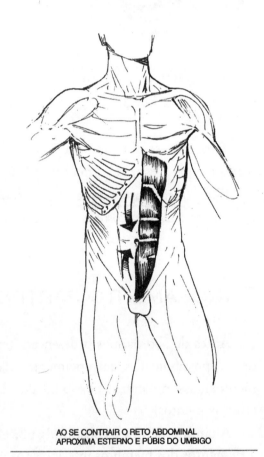

AO SE CONTRAIR O RETO ABDOMINAL APROXIMA ESTERNO E PÚBIS DO UMBIGO

FIGURA 34

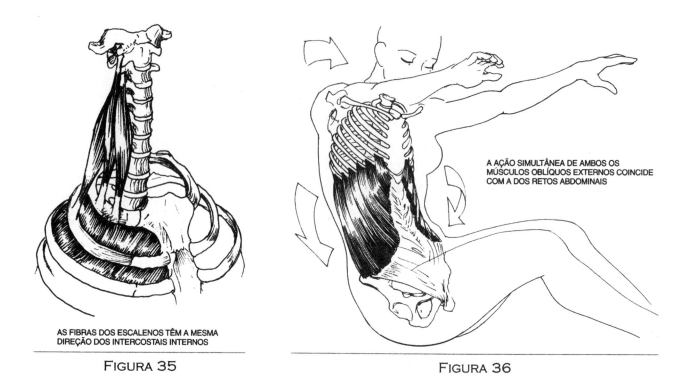

FIGURA 35 — AS FIBRAS DOS ESCALENOS TÊM A MESMA DIREÇÃO DOS INTERCOSTAIS INTERNOS

FIGURA 36 — A AÇÃO SIMULTÂNEA DE AMBOS OS MÚSCULOS OBLÍQUOS EXTERNOS COINCIDE COM A DOS RETOS ABDOMINAIS

Tornando-se oblíqua para baixo e para trás, a costela faz com que o tórax se alargue mais no plano frontal e estreite-se mais no plano sagital.

Essa posição corresponde à ação do oblíquo externo que, tomando ponto fixo sobre a bacia, pode puxar as sete últimas costelas para baixo, fechando-as, recuando-as, tornando-as oblíquas (Figura 36).

ENROLAMENTO PARTINDO DE BAIXO

Antes de abordarmos o desencadeamento e a propagação desse movimento, precisamos entender as possibilidades de movimentos da cintura pélvica como um todo no espaço (macromovimentos), assim como as possibilidades de movimento de cada um dos ossos que a constituem (micromovimentos).

A cintura pélvica é constituída por elementos do eixo raquidiano (as vértebras sacras), reunidos a elementos dos membros inferiores (os ilíacos). Dessa forma, esse segmento fará parte integrante da unidade de coordenação tronco – é um de seus elementos esféricos –, ao mesmo tempo que dentro dele encontraremos duas unidades de coordenação, as unidades ilíacas. Cada uma é um osso, portanto sem elementos articulares de flexo-extensão intermediários. Contudo, por receber constantes trações musculares opostas, vindas do tronco e dos membros inferiores, o movimento de flexão acaba por ser a torção promovida por essas trações, que o moldam em forma de espiral, o que estudaremos mais adiante.

Esse anel ósseo apresenta três articulações: a sínfise púbica e as articulações sacroilíacas, cujos micromovimentos parecem ter a função de absorver as solicitações opostas a que um e outro ilíaco é submetido a cada passo.

O osso sacro pode mover-se ligeiramente em relação ao seu vizinho ilíaco sempre que este estiver imóvel e uma solicitação partindo da coluna o fizer mover-se. Não há músculo motor. A simples elasticidade ligamentar permite que a articulação se acomode, graças a um pequeno movimento de uma das peças ósseas que dela faz parte. Para tanto, é claro que a outra deve estar imóvel.

Por exemplo, se em pé um indivíduo inclina-se ligeiramente para trás imbricando até a quinta vértebra lombar, *sem mexer o ilíaco*, apoiado sobre os dois membros inferiores imóveis, o sacro pode mover-se ligeiramente, levando seu ápice para trás e sua base para a frente, em um micromovimento de "extensão", imperceptível a quem observa (Figuras 37A, 37B).

Por outro lado, todo o anel ósseo que é a cintura pélvica pode bascular no espaço para a frente e para trás sobre as cabeças femorais em um macromovimento, este sim perceptível.

Assim concluímos:

Macromovimento é de um segmento no espaço.
Micromovimento é de um osso em relação ao outro tido como imóvel.

A osteopatia descreve alguns micromovimentos sacrais, movimentos estes em relação ao ilíaco tido como imóvel, e micromovimentos ilíacos, movimentos desses ossos em relação ao sacro tido como imóvel.

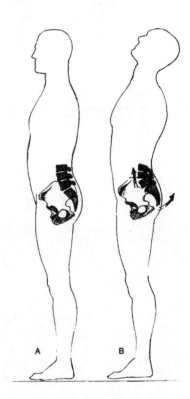

OS MICROMOVIMENTOS SACRAIS CORRESPONDEM A MICROMOVIMENTOS DE L5 QUANDO L5 INCLINA PARA TRÁS (PÓSTERO-FLEXÃO), O SACRO INCLINA PARA A FRENTE (ANTEFLEXÃO)

FIGURA 37

OS MICROMOVIMENTOS DO SACRO

INCLINAÇÕES

Observando o sacro em um plano frontal, seja em vista anterior ou posterior (Figuras 38A, 38B), notamos:

- que ele se suspende ao ilíaco por meio de ligamentos oblíquos de baixo para cima, de dentro para fora. Tudo se passa como se ele mergulhasse no espaço em um trapézio de elástico, cujos mastros fossem os ilíacos, que representam o ápice dos membros inferiores (Figura 39);
- que seu contato com os ilíacos ocorre entre suas duas primeiras vértebras apenas, não se apoiando nos ilíacos. Estão apenas contidas entre eles. O osso está suspenso pelo sistema ligamentar (Figura 40).

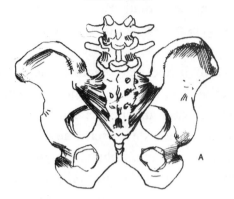

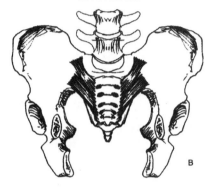

DE FORMA GERAL OS LIGAMENTOS SACRAIS SÃO OBLÍQUOS DE CIMA PARA BAIXO, DE FORA PARA DENTRO

FIGURA 38

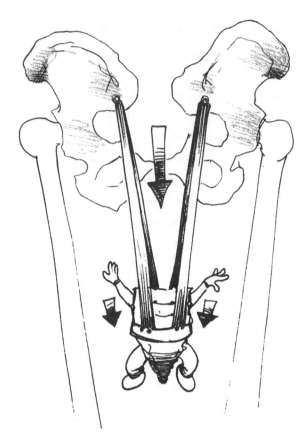

O SACRO É SUSPENSO PELO SISTEMA LIGAMENTAR ENTRE OS DOIS ILÍACOS.

TUDO SE PASSA COMO SE ELE MERGULHASSE NO ESPAÇO EM UM TRAPÉZIO DE ELÁSTICO

FIGURA 39

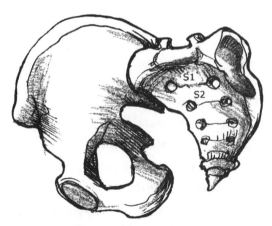

A ARTICULAÇÃO SACROILÍACA CORRESPONDE ÀS DUAS PRIMEIRAS VÉRTEBRAS SACRAS

FIGURA 40

Se L5 sobrecarregar um lado de S1 laterofletindo-se por um movimento do tronco em lateroflexão ou translação que não se transmitiu ao ilíaco, o sacro será sobrecarregado deste lado e se inclinará ligeiramente entre os ilíacos imóveis. S1 tocará o ilíaco do lado em que houve a lateroflexão e S2 tocará o ilíaco do lado oposto. Em osteopatia esse movimento não é denominado inclinação, mas diz-se que o sacro formou um "eixo oblíquo" (Figura 41). Isto é, ele não mais está suspenso, mas tem dois pontos de apoio, S1 de um lado e S2 do lado oposto, formando um eixo em torno do qual os dois outros pontos deixados ainda mais livres, visto que se distanciaram ligeiramente do ilíaco, podem mover-se. Se S1 se apoiar do lado direito, por convenção diz-se que formou um eixo oblíquo direito. Se se apoiar à esquerda, um eixo oblíquo esquerdo (Figura 41).

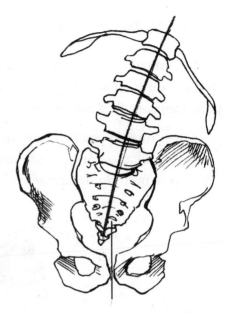

A TENDÊNCIA À LATEROFLEXÃO DO SACRO É PROPOSITALMENTE EXAGERADA NESSE ESQUEMA PARA UM MELHOR ENTENDIMENTO DO EIXO OBLÍQUO

FIGURA 41

NUTAÇÕES E CONTRANUTAÇÕES OU FLEXÕES E EXTENSÕES

Observando o sacro em um plano sagital, vemos que ele forma uma dobradiça com L5 e pode mover-se levando sua base para a frente e seu ápice para trás, movimento denominado *nutação*, que em osteopatia denomina-se *extensão* (Figura 42A). Lembre-se: aqui o ilíaco está imóvel – não se trata do movimento mais amplo da dobradiça quando há uma anteversão pélvica. Pode também levar sua base para trás e seu ápice para a frente, movimento denominado *contranutação* que em osteopatia denomina-se *flexão* (Figura 42B).

Trata-se de movimentos de pequeníssima amplitude e variáveis segundo o grau de elasticidade ligamentar dos indivíduos ou das circunstâncias. Por exemplo, na mulher grávida e durante o parto, essa amplitude aumenta consideravelmente por condicionamento hormonal. O eixo desse movimento passa pela transição entre a primeira e a segunda vértebras sacrais (Figura 43A), apesar de haver outras teorias a respeito (a propósito, consultar Kapandji).

Esses micromovimentos servem para compensar movimentos de anteflexão (desabitação) de L5 ou de póstero-flexão (imbricação) de L5, sempre que tais movimentos ocorrerem em amplitudes mínimas que permitam aos ilíacos permanecer imóveis.

Quando L5 realiza uma póstero-flexão, imbricando as superfícies articulares inferiores sobre as superfícies articulares do sacro, a porção inferior da "dobradiça", que é o sacro, leva seu ápice para trás em "extensão" (Figura 42A).

Quando L5 realiza uma anteflexão, desabitando as superfícies articulares inferiores sobre as superfícies articulares do sacro, a porção inferior da "dobradiça" leva seu ápice para a frente em "flexão" (Figura 42B).

Micromovimentos do ilíaco

São movimentos em relação ao sacro imóvel. Se o sacro estiver fixado, por exemplo pelo peso recebido do tronco, e chegar ao ilíaco uma solicitação qualquer a partir do membro inferior, o ilíaco pode mover-se de duas formas:

- em rotação posterior, um movimento para trás, em torno do mesmo eixo (Figura 43A).
- em rotação anterior, um movimento para a frente, em torno de um eixo frontal que passa pela inserção do ligamento interósseo no ilíaco (Figura 43B).

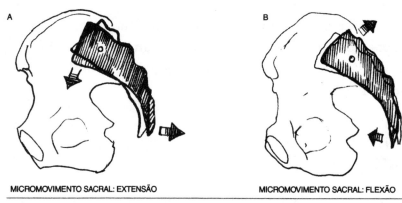

FIGURA 42

Como o ilíaco se situa obliquamente no espaço devido à forma em cunha do sacro quando o consideramos no plano horizontal, essas rotações ocorrem em um plano oblíquo entre frontal e sagital e com o eixo dos movimentos colocado sobre sua circunferência, e não em seu centro. Pela mesma razão, quando há rotação anterior as asas ilíacas afastam-se; quando há rotação posterior, aproximam-se imperceptivelmente.

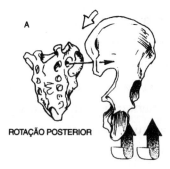

Macromovimento pélvico

O segmento pelve pode bascular em um plano sagital para a frente e para trás em torno de um eixo frontal, que passa pelas duas cabeças femorais. Tomando-se as espinhas ilíacas ântero-superiores (EIAS) como referência, se elas se moverem da posição inicial para a frente e para baixo, diremos que a pelve realiza uma anteversão (Figura 44A); se moverem para trás e para cima, uma retroversão

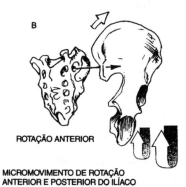

FIGURA 43

(Figura 44B). É um movimento possível sempre que as cabeças femorais puderem estar imóveis, seja na posição sentada, em pé, de gato, em decúbito lateral ou dorsal. É o movimento de *enrolamento* da elipse tronco partindo de baixo, que passaremos a estudar.

Desencadeamento do enrolamento partindo de baixo

A observação da anatomia das paredes musculares abdominal e perineana permite entender o desencadear do enrolamento partindo de baixo. As duas camadas musculares mais superficiais, interna e externa, são as oblíquas. Rebatidos esses músculos, deparamos com os transversos abdominais. Os retos, centrais, ocupam níveis diversos se os considerarmos acima e abaixo da *linea arcuata*. Partindo do esterno, da quinta, sexta e sétima costelas, os retos descem com fibras longitudinais acima dos transversos.

Alguns centímetros abaixo do umbigo, os retos furam a aponeurose dos transversos, numa região de reforço aponeurótico conhecida como *linea arcuata*, tornando-se posteriores aos transversos, até a inserção no bordo superior e na face anterior do púbis (Figura 45). Na região abdominal inferior os retos encontram-se na mesma camada profunda do músculo elevador do ânus que parte da face interna do púbis, com fibras longitudinais que correm em direção ao cóccix. Linhas de força musculares caminham, então, do esterno até o cóccix.

Por sua vez, os transversos abdominais, superiormente mais profundos, tornam-se superficiais a partir da *linea arcuata* e encontram-se na mesma camada dos músculos transversos do períneo (Figura 48), por sua vez contidos em um folheto aponeurótico duplo, a aponeurose perineal média[5].

O músculo transverso profundo corre transversalmente do ramo isquiopubiano e ísquio para dentro, até o centro tendinoso do períneo, enquanto o transverso superficial corre do ísquio para dentro até o centro tendinoso do períneo (Figura 46).

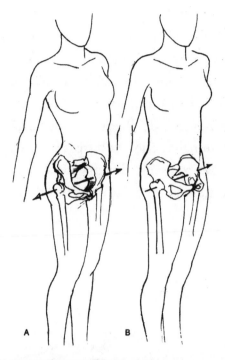

MACROMOVIMENTO PÉLVICO:
ANTE E RETROVERSÃO EM TORNO DAS CABEÇAS FEMORAIS

FIGURA 44

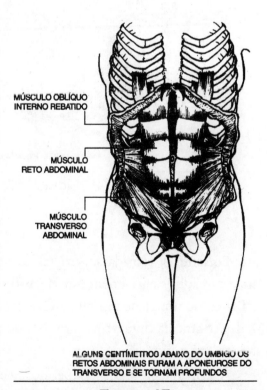

ALGUNS CENTÍMETROS ABAIXO DO UMBIGO OS
RETOS ABDOMINAIS FURAM A APONEUROSE DO
TRANSVERSO E SE TORNAM PROFUNDOS

FIGURA 45

Em um indivíduo em pé, a região que vai do púbis aos ísquios é um plano quase paralelo ao chão. Já o plano isquiococcigiano é quase perpendicular ao chão (Figura 47). Parece-me que esta é a razão pela qual os músculos do plano superficial do períneo são essencialmente transversais, como tirantes tensionados entre os dois ramos isquiopubianos, interrompendo-se na altura dos ísquios. Essa é a região que recebe o peso das vísceras da pelve menor e deve contê-las. No mesmo plano, em continuidade de direção e com função semelhante, encontramos no abdome o músculo transverso abdominal inferior, encarregado de conter as vísceras da pelve maior que são "empurradas" para fora como o conteúdo de uma bacia que se estivesse "jogando" para a frente (Figura 47). Além disso, a manutenção do espaço entre os dois ísquios protege a integridade das articulações sacroilíacas.

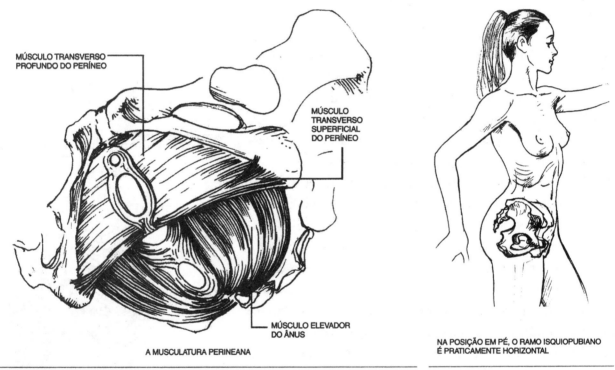

FIGURA 46 — A MUSCULATURA PERINEANA

FIGURA 47 — NA POSIÇÃO EM PÉ, O RAMO ISQUIOPUBIANO É PRATICAMENTE HORIZONTAL

Portanto, a camada superficial do períneo, com algumas fibras musculares contidas dentro de uma camada essencialmente aponeurótica, não pode ter ação dinâmica importante. Podemos imaginá-la como uma rede resistente, elástica, estirada entre duas vigas, prontas a reter as vísceras empurradas contra ela durante as variações de pressão intra-abdominal, como ocorre em inspirações correntes, tosse, riso etc.

A camada profunda do períneo, constituída por fibras musculares mais longas estruturadas como um diafragma de concavidade superior (Figura 46), tem uma ação dinâmica importante, elevando o centro do diafragma em direção ao interior do abdome, tracionando o cóccix ao púbis e iniciando o enrolamento que se difunde pela região abdominal inferior através das fibras do reto, em continuidade de direção e no mesmo plano muscular que ela.

Propagação

A contração dessas fibras profundas puxa o cóccix em direção do púbis, movimento que parece efetivamente ocorrer ao palpar-se o cóccix durante uma contração voluntária do elevador do ânus. Essa contração é ao mesmo tempo seguida pelo reto inferior do abdome. É quase impossível dissociar uma contração vigorosa do elevador do ânus de uma contração simultânea na região inferior do abdome. A tensão ao longo de todas as linhas de força da abóbada da bacia aumenta. Quando o reto do abdome se contrai, ele o faz em torno de seu centro de tração – o umbigo (Figura 34). O púbis sobe e o esterno desce em direção a ele (Figura 49). Dessa forma, as colunas lombar e dorsal inferior são acionadas em um enrolamento que se propaga vértebra por vértebra, iniciando com a descida das superfícies articulares de S1 em relação a L5, de L5 em relação a L4 e assim sucessivamente até a dorsal superior.

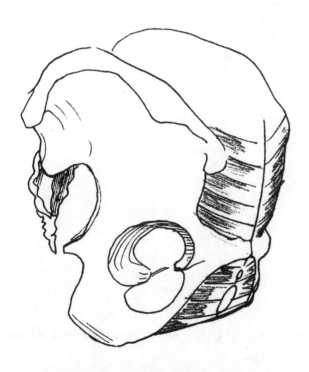

DO PÚBIS AO ÍSQUIO FAZ-SE NECESSÁRIO UM SISTEMA DE CONTENÇÃO E APOIO ÀS VÍSCERAS DA PELVE MENOR: OS MÚSCULOS TRANSVERSOS DO PERÍNEO

FIGURA 48

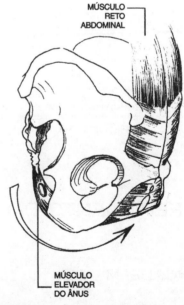

NO ABDOME INFERIOR O RETO DO ABDOME É PROFUNDO E SUAS FIBRAS ESTÃO EM CONTINUIDADE COM AS DO ELEVADOR DO ÂNUS, TAMBÉM PROFUNDO.
AS FIBRAS DO TRANSVERSO DO ABDOME, SUPERFICIAIS SÃO PROLONGADAS PELAS DO TRANSVERSO DO PERÍNEO, TAMBÉM SUPERFICIAIS.

FIGURA 49

A base do sacro se horizontaliza. O sacro se verticaliza e a crista ilíaca se posterioriza (Figura 50). Os músculos paravertebrais alongam-se. Os mais longos superficiais transmitem tensão de segmento em segmento até a dorsal superior (Figura 52). Os oblíquos agindo bilateralmente a partir da bacia puxam as costelas para baixo, contribuindo para seu movimento de posteriorização, inclinação e fechamento dos espaços intercostais exatamente como ocorre a partir do movimento que se inicia na abóbada esfenoidiana (Figura 51). O tórax alarga-se no plano frontal e estreita-se no plano sagital.

O eixo anterior, dinâmico, enrola o tronco. O eixo posterior, estático, controla o movimento em sinergia flexo-extensora e, acumulando energia como uma mola ao alongar-se durante o enrolamento, permite ao tronco voltar à posição ereta durante o endireitamento que se segue.

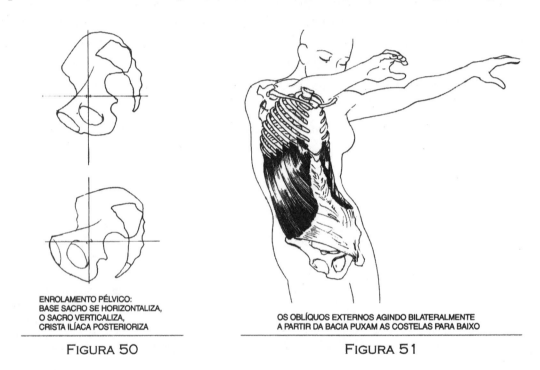

FIGURA 50

FIGURA 51

ENDIREITAMENTO DO TRONCO

DESENCADEAMENTO

A observação da anatomia da musculatura paravertebral nos dá a chave para o entendimento do desencadear do endireitamento do tronco em posição ereta.

A camada profunda do grupo paravertebral é constituída sobretudo por músculos curtos que correm junto às vértebras, reunindo entre si espinhosas e transversas ou transversas a espinhosas próximas. Tem caráter estático, de controle postural.

A camada superficial do grupo paravertebral, por sua vez, é composta por músculos mais longos e lateralizados que os da camada profunda. Tem caráter dinâmico. São músculos que se dividem em porções lombares, dorsais e cervicais. Cada uma com origem em um segmento e inserção no segmento imediatamente superior, com os tendões de inserção situados nos mesmos pontos da origem dos tendões da porção vizinha logo acima, em uma continuidade anatômica que garante o revezamento de pontos fixos para a aplicação da tração muscular desde a pelve até a cervical (Figura 52).

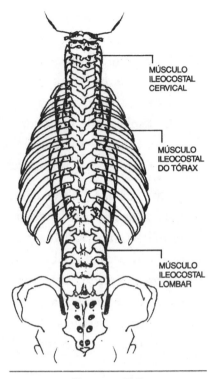

FIGURA 52

O músculo ileocostal lombar é o mais lateral. O ileocostal lombar origina-se sobre o sacro, lábio externo da crista ilíaca e aponeurose lombar e apófises costiformes lombares (com freqüência erroneamente denominadas transversas), e insere-se sobre o ângulo posterior das seis últimas costelas.

O músculo ileocostal do tórax origina-se das seis últimas costelas, sobre o bordo superior internamente ao ângulo costal, e insere-se sobre os ângulos das seis primeiras costelas.

O músculo ileocostal cervical origina-se sobre os ângulos das seis primeiras costelas e insere-se sobre os tubérculos posteriores das apófises transversas das cinco últimas cervicais.

O músculo dorsal longo ou longuíssimo do tórax é mais central (Figura 53). Origina-se no bordo lateral e junto às espinhosas do sacro sobe até a segunda costela, inserindo-se ao longo do caminho em todas as vértebras e costelas por meio de feixes internos ou transversos e externos ou costais. Os feixes externos fixam-se na lombar nas apófises costiformes ou transversas e na dorsal no bordo inferior das costelas internamente ao ângulo costal posterior, enquanto os internos fixam-se na lombar nos tubérculos acessórios (segundo alguns autores as verdadeiras apófises transversas) na dorsal sobre as apófises transversas.

O músculo dorsal longo do pescoço ou longuíssimo do pescoço origina-se sobre as apófises transversas das cinco ou seis primeiras vértebras dorsais e insere-se sobre os tubérculos posteriores da terceira à sétima vértebra cervical.

O músculo dorsal longo da cabeça ou longuíssimo da cabeça origina-se das apófises transversas da quinta dorsal à quinta cervical (segundo outros autores da primeira dorsal à segunda cervical) e insere-se sobre a apófise mastóide.

Devemos destacar um grupo de músculos paravertebrais longos a serviço da cabeça (Figura 54). Além do longuíssimo da cabeça, incluído no grupo anterior, encontramos:

1. Semi-espinhal da cabeça:
   - origina-se das apófises transversas das quatro ou sete dorsais superiores e das apófises articulares das cinco cervicais inferiores;

- insere-se ao longo do occipital entre as linhas curvas occipitais superior e inferior.
2. Esplênio da cabeça:
   - origina-se das apófises espinhosas de C4 a D3;
   - insere-se na apófise mastóide.
3. Esplênio do pescoço:
   - origina-se das espinhosas de D4 a D6;
   - insere-se nas transversas de C1 e C2.

Uma vez que a elipse tronco realizou um enrolamento anterior, os músculos paravertebrais estarão alongados e sua ação para o endireitamento facilitada. Esta ocorrerá de baixo para cima. Os músculos ileocostal lombar e longuíssimo do tórax tomam ponto fixo sobre a região sacrolombar. O primeiro puxa as transversas e as costelas, enquanto o segundo puxa as espinhosas, tracionando uma a uma as vértebras de L5 para cima, imbricando-as, o que corresponderá a um retorno à lordose.

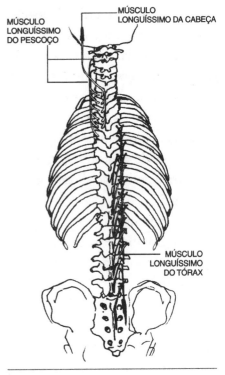

FIGURA 53

PROPAGAÇÃO

Uma vez que as vértebras lombares tenham sido colocadas em lordose e devidamente estabilizadas, o ileocostal dorsal e a porção superior do longuíssimo do tórax continuam o movimento puxando vértebra a vértebra até a dorsal superior.

Tendo as vértebras dorsais sido colocadas em posição ereta, o ileocostal cervical pode trazer a cervical à posição ereta inicial.

Os músculos longos que se inserem na cabeça podem começar a tracioná-la assim que a dorsal média se estabiliza, e é ela que deverá chegar à posição inicial por último.

O movimento de endireitamento, aqui entendido como retorno do enrolamento, é menos sutil e mais global que o de enrolamento (Figuras 55A, B e C). Quando observamos uma pessoa endireitando-se a partir de uma flexão anterior, é inegável que o movimento começa embaixo e propaga-se para cima. Porém, não é um movimento sutil como se supõe quando teoricamente falamos em imbricação vértebra por vértebra. É provável que isso se deva ao fato de um músculo do plano profundo, mas com fibras musculares longas, ser o responsável pela organização do retorno como um todo.

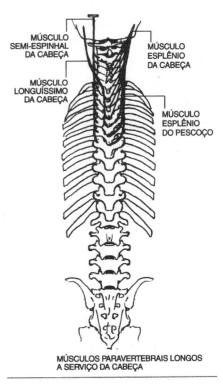

FIGURA 54

Trata-se do espinhal do tórax. Inserindo-se na lateral da espinhosa de L3 a D9, pula a vértebra D10 e insere-se sobre as laterais das espinhosas de todas as outras dorsais. Imaginando-o como um feixe de longas fibras musculares amarradas no ponto em que não há inserção e inserindo-se em todas as outras vértebras acima e abaixo desse ponto, é fácil imaginá-lo como um músculo que, ao se contrair, empurre esse ponto central para a frente, imbricando todas as vértebras acima e abaixo dele. Assim, se esse músculo for acionado logo que a lombar for solicitada a refazer a lordose, ele agirá como um "organizador" do endireitamento dorsolombar em torno da região de D10.

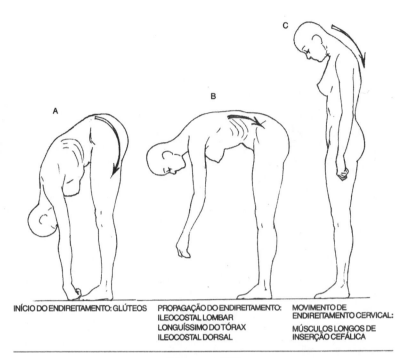

FIGURA 55

Na região cervical encontra-se um músculo semelhante, o espinhal do pescoço, que se insere de D2 a C6 e de C4 a C2, pulando C5[6], o que faz supor que esse músculo organizará em torno de C5 o retorno da cervical inferior a partir do momento em que a dorsal superior se estabilizou. Piret e Béziers citam C7 como centro dessa organização. Podemos supor que tenham utilizado uma obra sobre anatomia com referências diferentes para as inserções desses músculos.

Aqui estudamos o enrolamento e o endireitamento de forma fisiológica, envolvendo toda a musculatura que pode dar alguma contribuição a cada fase do movimento. Com já dissemos, dia-a-dia o enrolamento ocorre mais comumente com a inclinação da cabeça para a frente apenas a partir do desequilíbrio anterior provocado pela ação de músculos como os esternocleidoccipitomastóideos, controlado pela ação dos paravertebrais cervicodorsais. Da mesma forma, o endireitamento pode ser parcial. Um indivíduo inclinado sobre um trabalho pode, ao ser chamado, elevar apenas a cabeça, mantendo o restante da coluna inclinada. O movimento, portanto, pode ser aparentemente apropriado e funcional para a ação em curso, mesmo quando há insuficiências em músculos supra e infra-hióideos, pré-vertebrais ou paravertebrais. Por isso, a função de todos eles deve ser testada e eventuais problemas sanados para que aquele movimento rotineiro que parece ocorrer de forma adequada não venha com o tempo tornar-se difícil ou mesmo impossível, devido a anos de sobrecarga articular relacionada ao desequilíbrio de tônus dos músculos dessa região, de longe os mais complexos de toda a anatomia.

4

O Sistema Cruzado

Sistema cruzado é a cadeia muscular condutora da torção da elipse tronco. Quando tensiona essa unidade de coordenação pela oposição de rotação de seus elementos esféricos, faz com que ela se comporte como uma unidade transicional, transmitindo movimento, como é o caso da unidade braço, já discutida.

Sobre cada metade da elipse existem duas camadas musculares cujas fibras se encontram dispostas em sentidos cruzados entre si, o que sugere o nome do sistema.

Na frente (Figura 1), o sentido das fibras da camada superficial é o mesmo indicado pela mão enfiada no bolso de um casaco. São as fibras do oblíquo abdominal externo (Figura 2) que fazem parte da mesma camada dos intercostais externos. Enrolando-se em torno do tronco, essa camada muscular prolonga sua obliqüidade posteriormente, o que pode ser apreciado em uma vista póstero-lateral (Figura 3).

Assim, de frente, a obliqüidade da camada superficial é de cima para baixo, de fora para dentro, enquanto de costas é de cima para baixo, de dentro para fora.

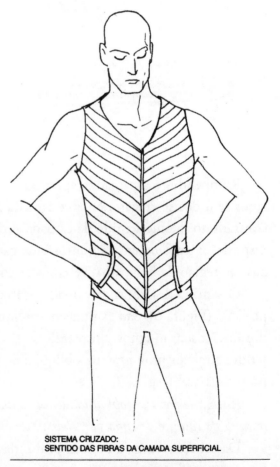

SISTEMA CRUZADO:
SENTIDO DAS FIBRAS DA CAMADA SUPERFICIAL

FIGURA 1

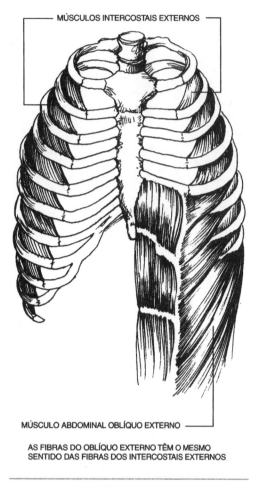

MÚSCULOS INTERCOSTAIS EXTERNOS

MÚSCULO ABDOMINAL OBLÍQUO EXTERNO

AS FIBRAS DO OBLÍQUO EXTERNO TÊM O MESMO SENTIDO DAS FIBRAS DOS INTERCOSTAIS EXTERNOS

FIGURA 2

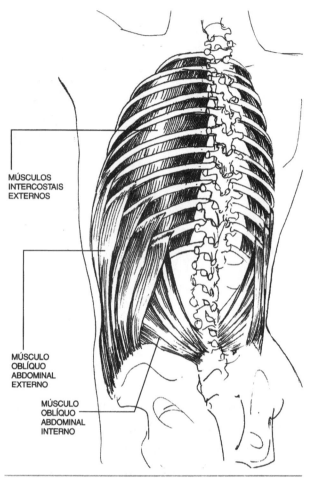

MÚSCULOS INTERCOSTAIS EXTERNOS

MÚSCULO OBLÍQUO ABDOMINAL EXTERNO

MÚSCULO OBLÍQUO ABDOMINAL INTERNO

FIGURA 3

Rompendo-se a camada superficial (Figura 4), encontra-se uma camada profunda com fibras cujos sentidos se cruzam. Se essa camada for totalmente exposta (Figura 5), constata-se que se encontram no mesmo sentido da camada superficial do lado oposto, o que já indica a finalidade de tal disposição: trabalho em conjunto, uma camada prolongando a ação da outra. Na junção entre ambas, na região da linha alba, veremos as confirmações anatômicas para tal afirmação.

O sentido das fibras da camada profunda forma um X com o sentido das fibras da camada superficial (Figura 6). São as fibras do oblíquo abdominal interno que fazem parte da mesma camada dos intercostais internos. Enrolando-se em torno do tronco essa camada muscular, a exemplo da anterior, também prolonga sua obliqüidade posteriormente, o que pode ser apreciado em uma vista póstero-lateral (Figura 7).

Assim, de frente, a obliqüidade da camada profunda é de cima para baixo, de dentro para fora, enquanto de costas é de cima para baixo, de fora para dentro.

Da cabeça à bacia, a camada profunda parece assegurar a flexão, a camada superficial a extensão. Isto tem confirmações anatômicas.

O SISTEMA CRUZADO

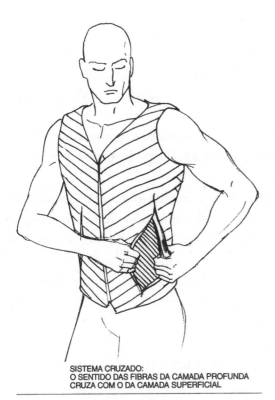

SISTEMA CRUZADO:
O SENTIDO DAS FIBRAS DA CAMADA PROFUNDA
CRUZA COM O DA CAMADA SUPERFICIAL

FIGURA 4

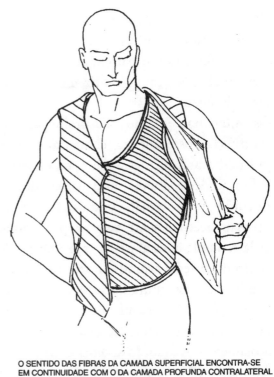

O SENTIDO DAS FIBRAS DA CAMADA SUPERFICIAL ENCONTRA-SE
EM CONTINUIDADE COM O DA CAMADA PROFUNDA CONTRALATERAL

FIGURA 5

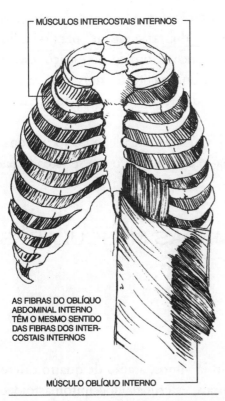

AS FIBRAS DO OBLÍQUO ABDOMINAL INTERNO TÊM O MESMO SENTIDO DAS FIBRAS DOS INTERCOSTAIS INTERNOS

MÚSCULOS INTERCOSTAIS INTERNOS

MÚSCULO OBLÍQUO INTERNO

FIGURA 6

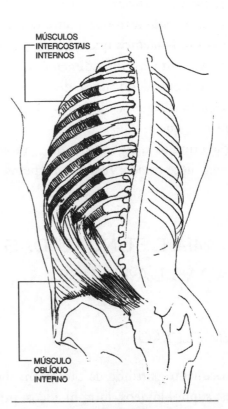

MÚSCULOS INTERCOSTAIS INTERNOS

MÚSCULO OBLÍQUO INTERNO

FIGURA 7

Observe que os intercostais internos (flexores) partem na frente, da região próxima ao esterno, e deixam de existir atrás na região do ângulo posterior, muito antes do eixo raquidiano. Já os intercostais externos (extensores) partem atrás do tubérculo da costela, que se articula com a apófise transversa vertebral, e deixam de existir antes da cartilagem costal na frente, muito antes do eixo abdominoesterno-hióideo.

Os intercostais internos são prolongados superiormente por músculos que possuem fibras na mesma direção, os escalenos, enquanto os externos são prolongados superiormente por músculos que possuem fibras na mesma direção, os serráteis póstero-superiores.

A função desse sistema muscular condutor é transformar a unidade tronco em transmissora de movimento entre pé e mão contralateral, em especial durante a deambulação. Assim, o movimento pode passar sucessivamente pelo pé, pela perna, pela unidade ilíaca, pelo tronco (via sistema cruzado), pela escápula oposta, pelo braço e pela mão correspondentes a essa escápula. Do ponto de vista da função do sistema cruzado, o tronco é unidade transicional. Porém, como veremos, ele se cruza na intimidade da estrutura do sistema reto (linha alba), o que faz, como já observamos, a torção do tronco sempre estar associada a certo grau de enrolamento.

Pela análise das estruturas anatômicas que garantem a torção, vê-se o quanto ela está associada ao enrolamento. A ação do sistema cruzado modifica a ação do sistema reto sem perder a estrutura possibilitada pelo enrolamento, mas apoiando-se nela.

O sistema reto lateraliza o tronco. A partir dele, o ser humano pode não apenas definir, mas também entender, vivenciar, sentir o que é direito e o que é esquerdo.

O sistema cruzado introduz a terceira dimensão ao movimento humano. Como já vimos, flexão e extensão são movimentos que requerem rotações, mas "dobrar e esticar" para o ser humano é vivenciar o movimento em duas dimensões. Quando o tronco é torcido no espaço, esse grande volume gira, os membros deslocam-se de forma assimétrica: dois avançam, dois recuam e o corpo mergulha no espaço e segue a dimensão de profundidade que o olho percebe mas não pode fazer o corpo "sentir" o que é.

A torção cruza os antagonismos direito e esquerdo; um lado estende, o outro flexiona. Essa inversão ocorre na elipse tronco. Assim, uma perna flexiona-se enquanto a outra se estende para o apoio.

ANATOMIA E FUNÇÃO DAS CAMADAS MUSCULARES CRUZADAS DA ELIPSE

LADO EM FLEXÃO

O enrolamento partindo da cabeça envolve, como já vimos, a ação de quatro diferentes grupos musculares: supra-hióideos, infra-hióideos, pré-vertebrais, esternocleidoccipitomastóideos (ECOMs), todos agindo simétrica e bilateralmente.

Se a ação dos ECOMs for assimétrica e orientar a cabeça para um lado, acarretará, no eixo raquidiano, a contração dos pré-vertebrais longo da cabeça e longo do pescoço desse lado (Figura 8). A cabeça gira e inclina-se para esse lado, e a lordose cervical diminui sob a ação da porção longitudinal do longo do pescoço. Das transversas de C2 a C7 partem obliquamente para baixo, para a frente e para fora as fibras dos músculos escalenos anterior, médio e posterior (Figura 9). Quando a lordose cervical é eliminada, as vértebras posteriorizam-se e trazem consigo as inserções musculares que nelas existem, exatamente como já descrito no enrolamento partindo de cima. Contudo, agora essa tração é unilateral e acarretará (Figuras 10A, 10B):

- subida e posteriorização da primeira e segunda costelas;
- fechamento do primeiro espaço intercostal;
- posteriorização das transversas da primeira e segunda vértebras dorsais, empurradas pelas costelas que nelas se articulam, o que acarretará rotação dessas vértebras para o lado em que foi exercida a tração dos escalenos;
- tensionamento das estruturas musculares que se encontram na mesma direção dos escalenos, isto é, intercostais internos, cujo tônus tenderá a aumentar, contribuindo para o fechamento de todos os espaços intercostais desse lado.

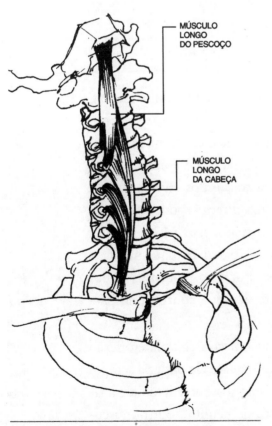

FIGURA 8

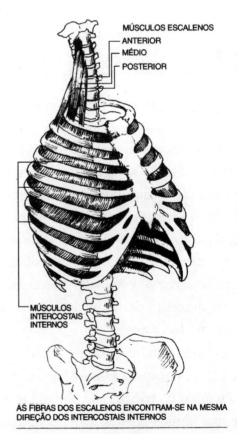

AS FIBRAS DOS ESCALENOS ENCONTRAM-SE NA MESMA DIREÇÃO DOS INTERCOSTAIS INTERNOS

FIGURA 9

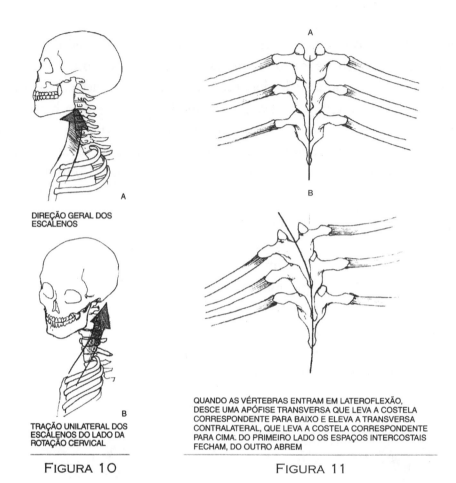

FIGURA 10	FIGURA 11
DIREÇÃO GERAL DOS ESCALENOS / TRAÇÃO UNILATERAL DOS ESCALENOS DO LADO DA ROTAÇÃO CERVICAL	QUANDO AS VÉRTEBRAS ENTRAM EM LATEROFLEXÃO, DESCE UMA APÓFISE TRANSVERSA QUE LEVA A COSTELA CORRESPONDENTE PARA BAIXO E ELEVA A TRANSVERSA CONTRALATERAL, QUE LEVA A COSTELA CORRESPONDENTE PARA CIMA. DO PRIMEIRO LADO OS ESPAÇOS INTERCOSTAIS FECHAM, DO OUTRO ABREM

Os espaços intercostais fecham-se inevitavelmente porque a coluna está entrando em lateroflexão para esse lado, com as articulações intervertebrais homolaterais fechando-se e abaixando a transversa e a costela correspondentes e as contralaterais abrindo-se elevando a transversa e a costela correspondentes (Figuras 11A, 11B). Assim, quando imaginamos que a tração dos escalenos puxa os intercostais internos, que se encontram na mesma direção, podemos supor que, com ponto fixo em cima, eles elevariam as costelas. Isso não é possível porque se está estabelecendo uma lateroflexão de cima para baixo que inclina e aproxima transversas e costelas correspondentes. Por isso podemos supor apenas um aumento de tônus dos intercostais internos que contribuiria para confirmar esse fechamento.

Observando o bordo inferior do tórax quando em completa lateroflexão (Figura 12), vemos que a lordose lombar não é eliminada e ele poderia sempre seguir o sentido do trabalho do oblíquo interno se este fosse solicitado a trabalhar até suas últimas possibilidades, sem intervenção de nenhum outro músculo que o impedisse.

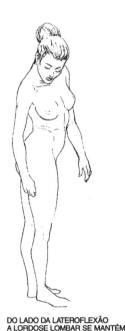

DO LADO DA LATEROFLEXÃO A LORDOSE LOMBAR SE MANTÉM

FIGURA 12

O oblíquo interno encontra-se no mesmo plano e na mesma direção dos intercostais internos. Podemos supor que o aumento de tensão destes estimularia a contração daquele. Enquanto as inserções ilíacas do oblíquo externo ocorrem na metade anterior da crista ilíaca, as inserções do oblíquo interno, confundidas com a aponeurose lombar, ocorrem no quarto posterior da crista ilíaca e apófise espinhosa da quinta lombar (Figura 13). Uma análise dos diferentes planos aponeuróticos da região lombar permite avaliar o quanto o oblíquo interno é posterior (Figuras 13 e 14). Portanto, a contração do oblíquo interno tem um componente lordosante importante. Esquematicamente a contração de todos os elementos flexores do sistema cruzado resultaria em uma imagem como a das Figuras 15A, 15B. Dessa forma, o movimento do tórax poderia ser comparado a um movimento de dobradiça, como é o do braço, em três segmentos:

- da cabeça, inclinada para a frente;
- do tórax inclinado obliquamente para baixo e para a frente;
- da bacia basculada de trás para a frente.

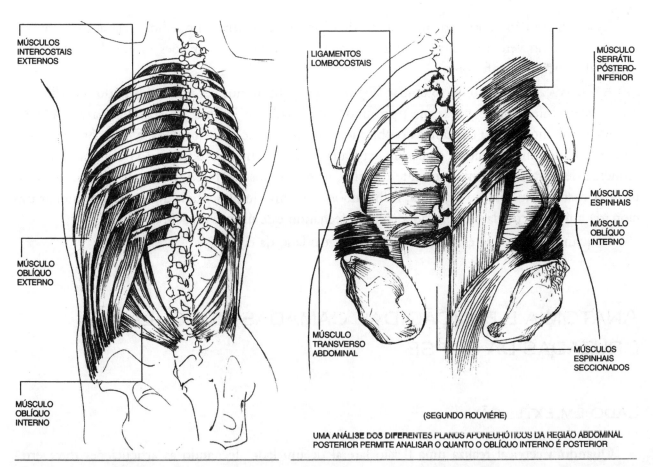

FIGURA 13

FIGURA 14

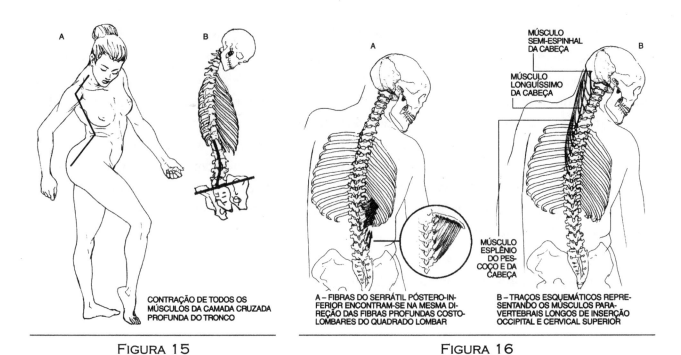

FIGURA 15

FIGURA 16

Essa lordose não ocorre no movimento de deambulação, sendo impedida pela ação de outros músculos. Como veremos, isso é importante para o equilíbrio das trações originadas pelo movimento dos membros inferiores.

A observação da região dorsolombar (Figura 16A) permite-nos ver que as fibras do músculo serrátil póstero-inferior e as fibras mais profundas do quadrado lombar, as costolombares, também seguem o mesmo sentido das fibras do oblíquo interno e intercostais internos. São o complemento, na região abdominal posterior, da camada cruzada profunda. Imaginando a ação desses músculos no esquema de movimento anteriormente descrito, o serrátil póstero-inferior serviria para tracionar as últimas costelas em direção à coluna, fechando-as. As fibras lombocostais do quadrado lombar tracionaria a última costela em direção à coluna, fechando esse último espaço.

Enquanto isso, o que estará ocorrendo do outro lado da coluna?

ANATOMIA E FUNÇÃO DAS CAMADAS MUSCULARES CRUZADAS DA ELIPSE

LADO EM EXTENSÃO

Quando a cervical realiza uma flexão lateral de um lado, fechando as articulações intervertebrais, automaticamente abre as articulações contralaterais, o que corresponde a uma extensão. A cabeça, que iniciou o movimento, consegue fazê-lo levando para a frente o occipital do lado da extensão. Os músculos longos que aí se inserem se anteriorizaram e, mesmo sem se contrair, puxam suas inserções distais para cima e para a frente.

Que músculos são estes?

- semi-espinhal da cabeça – da mastóide às transversas de C5 a D5;
- longuíssimo da cabeça – do occipital às articulares de C3 a C7 e transversas de D1 a D6;
- esplênio da cabeça – da mastóide às espinhosas de C4 a D3;
- esplênio do pescoço – das transversas de C1 e C2 às espinhosas de D4 a D6 (Figura 16B).

Assim, a anteriorização do occipital, mastóide e transversas das duas primeiras cervicais puxa as laterais (transversas e articulares) e o centro (espinhosas) das vértebras desde C3 até D6 para cima e para a frente:

- puxando para cima, aumenta a lateroflexão para o lado oposto (Figura 16B);
- puxando para a frente, promove uma rotação para o lado oposto, para onde migram todos os corpos vertebrais correspondentes (Figura 17);
- as costelas homolaterais à rotação posteriorizam-se, as contralaterais anteriorizam-se (Figura 17).

As primeiras costelas, contralaterais à rotação, puxadas para a frente e para cima, tornam-se mais horizontais e abrem-se "em extensão" (Figura 18). Saindo das espinhosas de C7 a D3, o serrátil póstero-superior corre para baixo e para fora, inserindo-se sobre as cinco primeiras costelas. Assim encontra-se em condições de tracionar essas costelas para a frente e para cima, junto com os quatro músculos vertebrais longos já citados. Esse músculo encontra-se na mesma direção das fibras dos músculos intercostais externos, que, acionados por essa tração superior, puxariam todas as costelas da primeira à última, tomando ponto fixo na superior para tracionar a inferior.

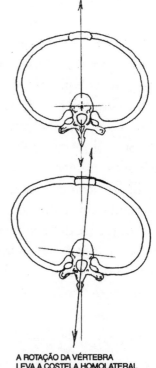

A ROTAÇÃO DA VÉRTEBRA LEVA A COSTELA HOMOLATERAL À ROTAÇÃO PARA TRÁS E A CONTRALATERAL PARA A FRENTE

FIGURA 17

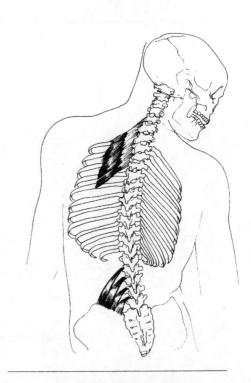

FIGURA 18

Uma vez aberta a última costela, a porção superior do oblíquo externo estaria apta a, partindo desse tórax aberto em extensão, tracionar a linha alba para si. Como suas fibras têm a mesma direção de fibras do oblíquo interno oposto, este seria estimulado a se contrair, o que, como observamos, já deve estar ocorrendo. Dessa forma, os arcos costais são atraídos em direção à linha alba. Como veremos a seguir, oblíquo externo e interno contralateral possuem uma continuidade anatômica.

A ação das fibras mais inferiores, inseridas na metade anterior da crista ilíaca, ligamento ingüinal e linha alba inferior, puxaria a bacia para cima em enrolamento, o que coincide com a ação do reto abdominal. O movimento em enrolamento do ilíaco desse lado coincide com o endireitamento da bacia sobre o membro inferior em extensão na posição em pé.

As fibras ileolombares do quadrado lombar, situadas acima das fibras lombocostais já citadas, complementariam a camada cruzada superficial nessa região abdominal posterior. Imaginando sua ação no esquema de movimento apresentado, parece que estão fixando as vértebras lombares que tendem a inclinar-se para o lado oposto, tracionando-as em direção ao ilíaco. Como estão em continuidade de direção com as fibras lombocostais do mesmo músculo contralateral, contribuem para manter o ponto fixo lombar para a ação destas que fecham o espaço entre a última costela e a coluna.

Movimento básico realizado pelo sistema cruzado na elipse tronco

Esse movimento nada mais é do que o fechamento de um lado e a abertura do outro lado da elipse tronco (Figuras 19A, 19B, 19C).

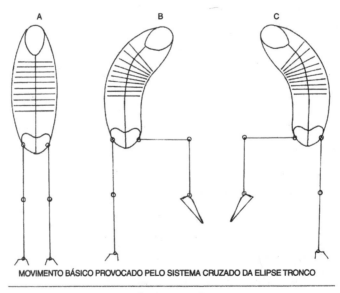

MOVIMENTO BÁSICO PROVOCADO PELO SISTEMA CRUZADO DA ELIPSE TRONCO

Figura 19

O fechamento é lateroflexão da coluna cervical homolateral que imbrica as articulações intervertebrais, aproximação das costelas que se tornam mais verticais, anteversão do ilíaco que na realidade não ocorre por ser contido por outras forças. Esse conjunto de movimentos que aproximam de um lado cabeça e bacia é associado à flexão.

A abertura é lateroflexão da coluna cervical para o outro lado que desabita as articulações intervertebrais, afastamento das costelas que se tornam mais horizontais, retroversão do ilíaco equilibrada por outras forças. Esse conjunto de movimentos que distanciam desse lado cabeça e bacia é associado à extensão. Essa é a base: fechar um lado enquanto o outro se abre. Flexão de um lado, extensão do outro. A anatomia da musculatura disposta de forma estratégica para obter esse movimento leva inevitavelmente à rotação vertebral para o lado da lateroflexão. Essa é uma constatação que corrobora a interpretação de Marcel Bienfait sobre as Leis de Fryette da osteopatia: "Em uma situação dinâmica, que é a que estudamos aqui, uma vértebra que inclina roda para o mesmo lado. Em uma situação estática de manutenção da posição ereta, portanto em movimentos de amplitude muito pequena, uma vértebra que inclina roda para o lado oposto".

ANATOMIA DA MUSCULATURA ABDOMINAL — AÇÃO DO SISTEMA CRUZADO NA MARCHA

O grande objetivo da ação muscular cruzada nessa região profunda, que é a elipse tronco, é transmitir movimentos alternados, denominados recíprocos, aos membros para possibilitar a marcha. Assim, o que estudamos até aqui, introduzindo o movimento a partir da cabeça que se inclina e transmite movimento até o membro inferior, seria uma caricatura do movimento que poderia ocorrer. Afinal, ninguém caminha inclinando a cabeça alternadamente para um lado e outro. No entanto, sabemos que a marcha se desencadeia a partir de um desequilíbrio anterior da cabeça. A cabeça cai para a frente e o resto do corpo programa-se para correr atrás, levando para baixo dela a base de sustentação representada pelos pés. Poderíamos dizer que quando há esse desequilíbrio anterior ele deve ser lateralizado para o lado em que ocorrerá o primeiro passo. Desse lado há aumento do tônus flexor; do outro, do tônus extensor. Porém o movimento perceptível ocorrerá apenas em torno da região dorsolombar, prolongando-se para os membros. A cabeça permanece centralizada e o olhar horizontal.

O estudo da musculatura abdominal faz entender de que forma essa função é assegurada. Partindo da camada muscular mais profunda para a mais superficial, encontramos primeiro os músculos transversos abdominais, em seguida os oblíquos internos e, finalmente, os oblíquos externos.

Músculo transverso abdominal e músculo retoabdominal

O músculo transverso abdominal (Figura 20A) insere-se:

- sobre as cartilagens costais das costelas de número 7 a 12, onde as inserções se confundem com as da porção costal do diafragma;
- nas apófises transversas das quatro primeiras vértebras lombares, por uma lâmina tendinosa denominada aponeurose posterior do transverso;
- na metade ou 2/3 anteriores do lábio interno da crista ilíaca;
- no terço externo do ligamento ingüinal.

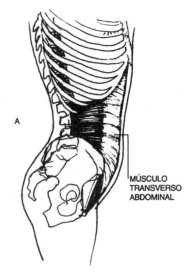

Suas fibras musculares começam após a massa muscular paravertebral e continuam para a frente, terminando no bordo externo do retoabdominal. A partir daí elas se prolongam até a linha alba por meio da aponeurose anterior do transverso.

Na Figura 20B está representado o músculo reto do abdome. A maior parte do músculo transverso passa por trás do reto, fazendo parte da lâmina fascial posterior desse músculo. Porém, alguns centímetros abaixo do umbigo o músculo reto abdominal "perfura" a estrutura do transverso na região denominada linha arqueada e passa a ser a camada muscular mais profunda. A aponeurose do transverso passa a fazer parte da lâmina fascial anterior do músculo retoabdominal.

Observamos também que apenas as fibras medianas do músculo são realmente transversas. As fibras superiores são oblíquas de baixo para cima, de fora para dentro. As inferiores são oblíquas de cima para baixo, de fora para dentro.

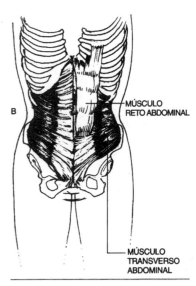

Figura 20

Oblíquo interno e oblíquo externo

As fibras do músculo oblíquo interno representado na Figura 21 divergem a partir da crista ilíaca em direção às últimas costelas, à linha alba e ao púbis. Elas se inserem:

- sobre o terço externo do ligamento ingüinal;
- diretamente sobre os 3/4 anteriores da crista ilíaca;
- por uma lâmina tendínea fina que se confunde com a aponeurose lombar sobre o terço posterior da crista ilíaca e sobre a apófise espinhosa da quinta lombar.

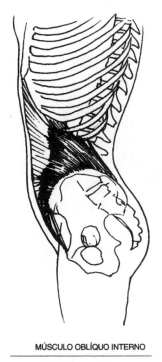 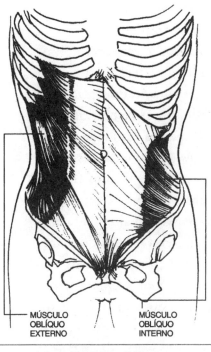 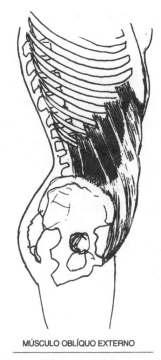

MÚSCULO OBLÍQUO INTERNO — FIGURA 21

MÚSCULO OBLÍQUO EXTERNO / MÚSCULO OBLÍQUO INTERNO — FIGURA 22

MÚSCULO OBLÍQUO EXTERNO — FIGURA 23

A direção geral do músculo oblíquo interno é de cima para baixo, de dentro para fora. As fibras mais posteriores sobem obliquamente em direção às costelas inferiores e aos arcos costais até a apófise xifóide. As fibras mais inferiores que partem do terço externo do ligamento ingüinal seguem horizontais em direção à linha alba. As mais internas tornam-se oblíquas para baixo e para dentro, exatamente como as do transverso subjacente com quem formam um tendão comum de inserção sobre o púbis.

A direção geral do músculo oblíquo externo representado na Figura 22 é de cima para baixo, de fora para dentro. Suas fibras inserem-se superiormente, por meio das inserções denominadas costais, sobre a face externa e o bordo inferior das costelas de número 5 ou 6 à de número 12. Essas digitações de inserção costal engrenam-se com as inserções do serrátil anterior em cima e do grande dorsal embaixo. Anteriormente, elas fixam-se sobre a linha alba. Inferiormente, as fibras que partem das duas ou das três últimas costelas inserem-se sobre a metade anterior da crista ilíaca. As fibras provenientes das costelas de número 8 e 9 descem para se inserir sobre o púbis.

Observar que as fibras do oblíquo externo (Figura 23), provenientes das costelas de número 5 a 8, encontram-se na mesma direção das fibras do oblíquo interno oposto que correm em direção à crista ilíaca anterior e ao ligamento ingüinal (Figura 22). Trabalhando em continuidade de direção, aproximam gradeado costal e crista ilíaca oposta, o que faz girar a abóbada pélvica para um lado e a abóbada esfenoidiana para o outro. Lembrando que a amplitude de rotação mais importante do eixo raquidiano encontra-se nas vértebras dorsais de D8 a D11, é providencial que essa faixa muscular oblíqua se situe precisamente em frente dessa região. Além disso, como veremos a seguir, as fibras aponeuróticas desses dois grupos musculares encontram-se em continuidade de direção acima da linha arqueada.

A disposição das facetas articulares das vértebras dorsais no plano frontal favorece a rotação. As facetas articulares deslizando para um lado provocam a rotação da região posterior da vértebra para o mesmo lado, o que resulta em uma rotação relativa do corpo vertebral, que na realidade não se move, para o lado oposto (Figura 24). A presença das costelas verdadeiras (D1 a D7) dificulta esse movimento (Figura 25). D8, D9, D10, as quais contam com uma cartilagem única para reunir-se ao esterno, conseguem maior grau de liberdade de movimento. D11 e D12, livres de qualquer articulação anterior, conseguem um movimento ainda mais amplo. Como as vértebras lombares, D12 apresenta em sua faceta articular inferior um posicionamento sagital, o que dificulta a rotação. Para esse movimento ela se comporta como uma vértebra lombar. Dessa forma, é possível dizer que as vértebras mais livres para o movimento de rotação do segmento dorsolombar são as dorsais de número 8 a 11.

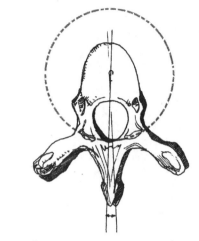

A DISPOSIÇÃO DAS FACETAS ARTICULARES DAS VÉRTEBRAS DORSAIS NO PLANO FRONTAL FAVORECE A ROTAÇÃO

FIGURA 24

Corte horizontal acima da linha arqueada

As fibras das três camadas musculares abdominais interrompem-se lateralmente, antes do bordo lateral do reto do abdome, permanecendo as três camadas das respectivas fáscias de revestimento que correm em direção ao bordo do reto do abdome (Figura 26A). Ao atingir esse ponto, a fáscia do oblíquo interno fende-se para envolver o corpo muscular do reto com um folheto posterior e outro anterior. O primeiro é reforçado pela fáscia do transverso abdominal, o segundo pela do oblíquo externo. Na região da linha alba ocorre um cruzamento parcial das fibras.

Algumas fibras superficiais cruzam e entram em contato com as fibras profundas opostas, algumas profundas cruzam e entram em contato com as fibras superficiais opostas. Assim, a fáscia do músculo oblíquo interno direito encontra-se em contato com a fáscia do músculo oblíquo externo esquerdo,

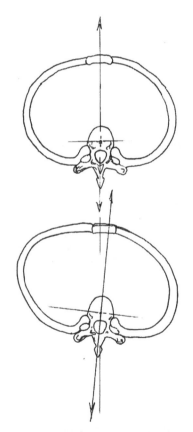

A PRESENÇA DAS COSTELAS VERDADEIRAS DIFICULTA O MOVIMENTO DE ROTAÇÃO DAS PRIMEIRAS SETE VÉRTEBRAS DORSAIS

FIGURA 25

enquanto a do oblíquo externo direito encontra-se em contato com a do oblíquo interno esquerdo. Quando a camada muscular oblíqua interna de um lado se contrai, provoca imediatamente a contração da camada externa do lado oposto.

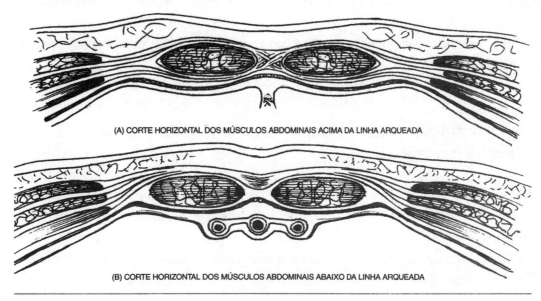

(A) CORTE HORIZONTAL DOS MÚSCULOS ABDOMINAIS ACIMA DA LINHA ARQUEADA

(B) CORTE HORIZONTAL DOS MÚSCULOS ABDOMINAIS ABAIXO DA LINHA ARQUEADA

FIGURA 26

CORTE HORIZONTAL ABAIXO DA LINHA ARQUEADA

Nessa região, a bainha do músculo retoabdominal é incompleta. As fáscias dos três músculos abdominais passaram para a frente dos músculos retos do abdome (Figuras 26B e 27), o que favorece a contenção dos órgãos contidos na pelve maior na posição ortostática. Internamente, esses músculos são revestidos apenas pela aponeurose de revestimento interno da parede abdominal (*fascia transversalis*) e peritônio.

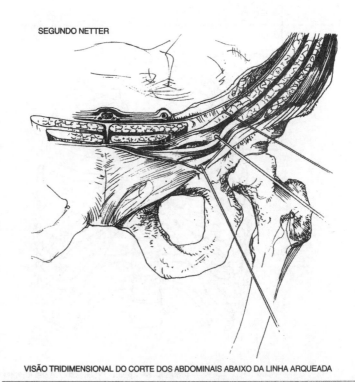

SEGUNDO NETTER

VISÃO TRIDIMENSIONAL DO CORTE DOS ABDOMINAIS ABAIXO DA LINHA ARQUEADA

FIGURA 27

Anatomia das camadas cruzadas superficiais do tronco — Transmissão do movimento básico do sistema cruzado do tronco para os membros[3]

A escápula, primeiro componente do membro superior, é fixada sobre a elipse tronco por meio de duas seqüências musculares oblíquas.

Trapézio inferior — Escápula — Peitoral menor — Transverso do tórax

Trapézio inferior que parte das espinhosas das vértebras dorsais (de D5 a D10), prende-se sobre o sistema reto posterior, âncora de todo movimento cruzado, e chega à porção interna da espinha da escápula (Figura 28B).

Da apófise coracóide, região anterior da escápula, parte o peitoral menor que corre para baixo e para dentro inserindo-se sobre as costelas de número 3, 4 e 5 (Figura 28A).

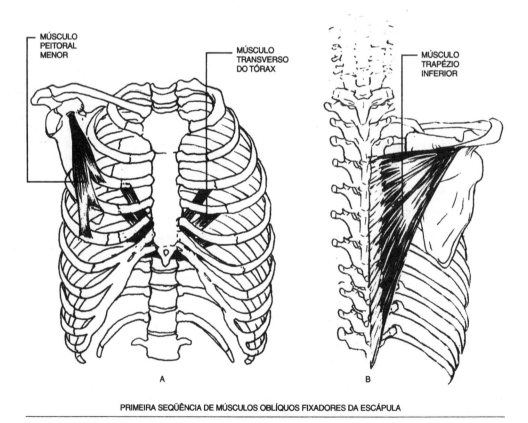

PRIMEIRA SEQÜÊNCIA DE MÚSCULOS OBLÍQUOS FIXADORES DA ESCÁPULA

FIGURA 28

Da região posterior das cartilagens costais da segunda à sexta costelas inserem-se as fibras oblíquas do músculo transverso do tórax de mesma direção que as do músculo peitoral menor, que vão inserir-se sobre o apêndice xifóide e o corpo do esterno. Esse músculo é visto aqui pontilhado, "em transparência" (Figura 28A).

Dessa forma, a escápula prende-se sobre o sistema reto anterior e posterior por meio de fibras musculares oblíquas, capazes de tracioná-la concomitantemente pela frente e por trás, para baixo e para dentro. Para tanto, o hemitórax correspondente deve estar aberto em extensão para apoiar a cintura escapular (escápula e clavícula) que desce. Essa escápula servirá de âncora para o membro superior que se anteriorizará em flexão, conforme veremos mais adiante.

Rombóides — Serrátil anterior — Oblíquo externo

Rombóides menor e maior que partem das espinhosas da sexta cervical à quarta dorsal, portanto do sistema reto posterior, correm para baixo e para fora inserindo-se sobre o bordo interno da escápula.

Serrátil anterior, cujas fibras partem também do bordo interno da escápula, dividem-se em vários feixes e inserem-se da primeira à nona costelas (Figura 29).

Oblíquo externo, cujas inserções da quinta à nona costelas se intercalam com as dos feixes inferiores do serrátil anterior. Como já vimos, suas inserções costais prolongam-se até a 12ª costela. Essas fibras correm em direção à linha alba e ao púbis, portanto sistema reto anterior, além do ligamento ingüinal e da crista ilíaca, parte da abóbada inferior.

Se os rombóides e o serrátil anterior agirem como antagonistas, o rombóide toma ponto fixo sobre as vértebras e puxa a escápula para dentro e ligeiramente para cima; o serrátil toma ponto fixo sobre as costelas e puxa a escápula para fora e para baixo. Dessa forma, fixam a escápula. Para tanto, as costelas devem servir de ponto fixo.

As costelas podem ser fixadas pelo oblíquo externo, agindo em continuidade com o interno oposto atraindo os arcos costais em direção à linha alba, o que representa certa fixação das costelas. Isso permite a ação antagonista anteriormente descrita na situação em que o sistema cruzado está ativado, por exemplo, no balanceamento anterior do braço durante a marcha.

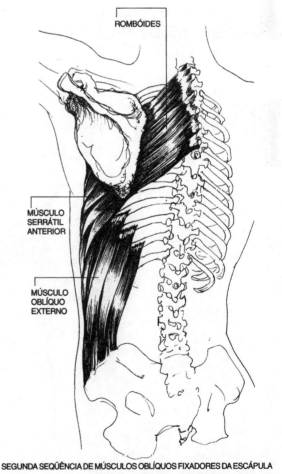

SEGUNDA SEQÜÊNCIA DE MÚSCULOS OBLÍQUOS FIXADORES DA ESCÁPULA

FIGURA 29

Podem ser fixadas pelos oblíquos externos, agindo simetricamente de ambos os lados junto com o sistema reto tendo a bacia como ponto fixo, tracionando para baixo as costelas inferiores, de onde partem as digitações do serrátil anterior que, contando com esse ponto fixo, puxaria a escápula para baixo e para a frente. Isso permite a ação antagonista na situação em que o sistema reto está ativado, por exemplo, quando ambos os membros superiores são chamados a exercer função de preensão com força ou precisão.

Nesse caso, os braços devem estar anteriorizados, em um movimento simétrico. Para que as costelas funcionem como ponto fixo, é necessário que não estejam movimentando-se intensamente. No máximo, o suficiente para dar conta de um movimento respiratório corrente em repouso, o que em geral corresponde às condições em que a função de preensão é exercida.

O úmero, componente da unidade de coordenação braço, é fixado sobre a elipse tronco pelo músculo peitoral maior e grande dorsal.

PEITORAL MAIOR

Na cintura escapular insere-se sobre a clavícula. No gradeado costal insere-se sobre as cinco primeiras cartilagens costais (Figura 30). *A partir dessas inserções está em contato com elementos do sistema cruzado.*

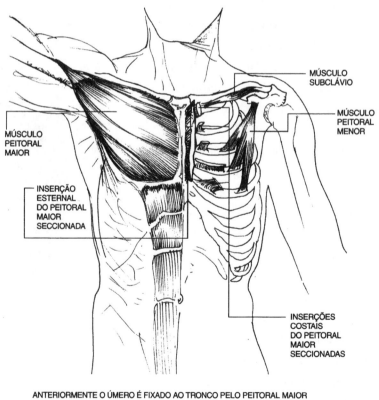

ANTERIORMENTE O ÚMERO É FIXADO AO TRONCO PELO PEITORAL MAIOR

FIGURA 30

No eixo anterior insere-se sobre o esterno e bainha do retoabdominal. *A partir dessas inserções apóia-se sobre elementos do sistema reto.*

Todas essas fibras convergem para se inserir sobre o bordo externo da goteira bicipital.

Essa inserção umeral ocorre por meio de duas lâminas espessas distintas, uma anterior, outra posterior. A lâmina tendinosa anterior corresponde aos feixes provenientes da clavícula e à região superior do esterno. A lâmina tendinosa posterior corresponde aos feixes provenientes das demais origens proximais, dirigindo-se para fora e para cima, e passa atrás do feixe anterior antes de fixar-se sobre o úmero.

Dessa forma, as fibras musculares do peitoral maior se torcem antes de chegar ao úmero, tornando-se rotadoras internas da cabeça umeral, seja qual for a posição do membro superior no espaço.

Peitoral maior — Oblíquo interno

As fibras do peitoral maior encontram-se na mesma direção das fibras do oblíquo interno oposto (Figura 31), com o qual funciona sinergicamente na marcha. O oblíquo interno, do qual a anatomia e a ação já foram vistas, está ativo do lado em que o membro inferior está em flexão, e o peitoral maior ativo é o oposto do lado em que o membro superior está em flexão.

Grande dorsal

Esse músculo, por meio de uma lâmina tendinosa triangular, denominada aponeurose lombar, insere-se (Figura 32A):

- sobre a coluna, ao longo das apófises espinhosas da sexta à 12ª vértebras dorsais e da primeira à quinta lombares;
- sobre o ilíaco ao longo do terço posterior;
- sobre o sacro ao longo da crista sacra;

A partir dessas inserções apóia-se sobre o sistema reto.

Sobre as costelas insere-se na face externa das quatro últimas costelas. *A partir dessas inserções, que se imbricam com as inserções costais do oblíquo externo, prolonga o sistema oblíquo.*

Todas essas fibras convergem dirigindo-se para fora e para cima, recobrindo o ângulo inferior da escápula, de onde parte, facultativamente, um feixe de inserção acessório. Torcendo as fibras de forma que as inferiores se insiram acima e as superiores mais abaixo, o grande dorsal liga-se ao bordo interno da goteira bicipital (Figura 32B).

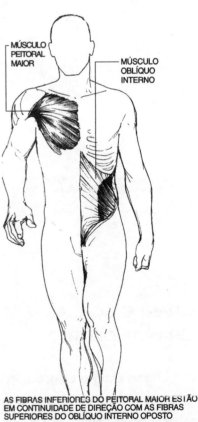

AS FIBRAS INFERIORES DO PEITORAL MAIOR ESTÃO EM CONTINUIDADE DE DIREÇÃO COM AS FIBRAS SUPERIORES DO OBLÍQUO INTERNO OPOSTO

FIGURA 31

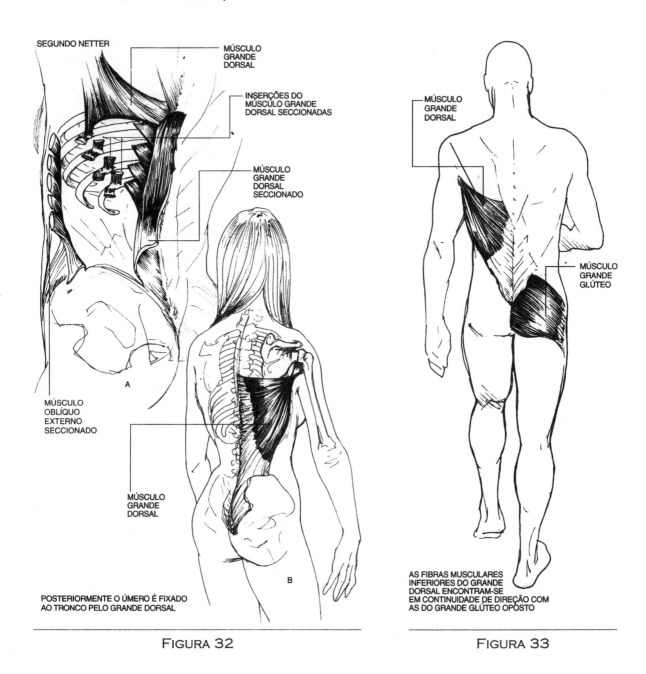

FIGURA 32   FIGURA 33

Grande dorsal – Aponeurose lombar – Grande glúteo

Observando o tronco posteriormente, é evidente que as fibras inferiores do grande dorsal estão na mesma direção das fibras do grande glúteo oposto (Figura 33). Ambos os músculos inserem-se sobre a crista sacra. Entre eles se encontra a aponeurose lombar, que é a lâmina de inserção de ambos os músculos sobre o sacro.

Aponeurose lombar

Se olharmos a lombar em um plano frontal com o grande dorsal rebatido, veremos que a aponeurose lombar é o primeiro plano aponeurótico da região. Ela é a lâmina tendinosa de inserção do grande dorsal. Triangular, sua base interna é vertical e estende-se da sétima vértebra dorsal à quinta sacra (Figura 34).

A face superficial é recoberta em cima pelo trapézio inferior. Observando um plano frontal com o grande dorsal completamente rebatido (Figura 34, à direita), entendemos que a face profunda da aponeurose lombar recobre o serrátil póstero-inferior, oblíquo interno e os músculos espinhais.

Ao longo do bordo externo do cilindro formado pelos músculos espinhais, a aponeurose lombar une-se em cima ao serrátil póstero-inferior, ao oblíquo interno embaixo e ao transverso entre os dois. Essa união é realizada por fibras conjuntivas sólidas que formam uma depressão ao longo da musculatura paravertebral denominada goteira lombar lateral.

O segundo plano aponeurótico (Figura 14) é constituído pelas aponeuroses do serrátil póstero-inferior em cima, que se encontra quase totalmente colado à face profunda da aponeurose lombar e pela do oblíquo interno embaixo que se une ao folheto profundo da aponeurose lombar por meio de fibras que se inserem na espinhosa da quinta lombar e na extremidade posterior da crista ilíaca.

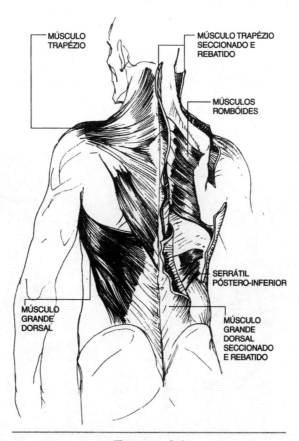

FIGURA 34

O terceiro plano é constituído pela aponeurose do transverso abdominal (Figura 35), que se insere nas transversas lombares. Essa aponeurose é reforçada por fibras conjuntivas que se irradiam das apófises transversas. As que partem da primeira e segunda vértebras lombares são especialmente espessas e individualizáveis, inserindo-se na 12ª costela. Constituem os ligamentos lombocostais.

Grande glúteo

Quadrilátero, potente, superficial, esse músculo recobre todos os demais músculos da região glútea (Figura 36), inserindo-se:

- sobre o quarto posterior da crista ilíaca;
- sobre o quarto médio da mesma crista por meio da aponeurose do glúteo médio;
- sobre a fossa ilíaca externa;
- sobre a crista sacra por meio da aponeurose lombar;
- sobre os tubérculos sacros póstero-externos;
- sobre os bordos laterais do sacro e do cóccix;
- na face posterior do ligamento sacrotuberal;
- na porção posterior da aponeurose do glúteo médio.

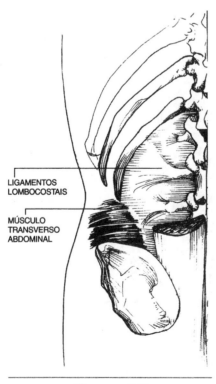

Figura 35

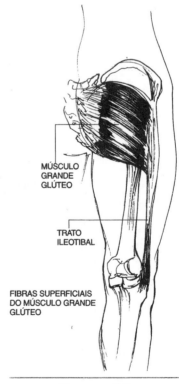

Figura 36

Todas essas fibras agrupam-se, sendo cada feixe separado do vizinho por tabiques aponeuróticos. As fibras superficiais são paralelas e terminam sobre a lâmina tendinosa do tensor da fáscia-lata (Figura 36). As fibras profundas se torcem, as superiores inserem-se mais abaixo, as inferiores mais acima sobre a linha áspera femoral (Figura 37).

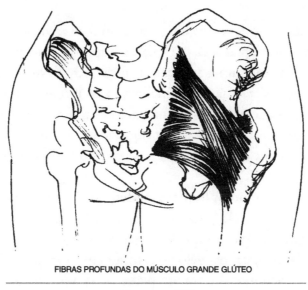

FIBRAS PROFUNDAS DO MÚSCULO GRANDE GLÚTEO

FIGURA 37

Esse parece ser o caminho da extensão cujo reflexo, partindo do pé, provoca a contração do glúteo que, como veremos, leva à extensão do joelho. Além disso, pela continuidade de direção de suas fibras com o grande dorsal oposto, leva à contração deste, que puxa o membro superior oposto em extensão-rotação interna.

Conclusão

O estudo do sistema cruzado, correlacionado com a marcha, exemplifica de forma perfeita a excelência da biomecânica do esqueleto humano, tão bem constituído para o movimento.

Temos a impressão de que o desencadear de um movimento depende apenas da contração de um músculo condutor e, a partir daí, mediante reflexos miotáticos diretos, ocorre inexoravelmente, com um mínimo de esforço e comandos nervosos.

Não é bem assim. A realização de um movimento depende de um jogo muito sutil de contrações musculares coordenadas com precisão entre si. Neurologicamente há programações destinadas a essas estruturas, comandadas de forma a aproveitar ao máximo suas facilitações biomecânicas. Existem programas para a geração de movimentos rítmicos, a partir de centros que organizam as contrações e os relaxamentos de determinados grupos musculares de forma que se obtenham movimentos automáticos[7].

Tais programas parecem partir de centros medulares. Sem intervenção de estruturas supra-espinhais nem aferências periféricas, a medula é capaz, por si própria, de gerar comandos motores rítmicos organizados destinados a músculos dos membros e do tronco que produzem movimentos automáticos, como os da marcha ou respiração. Essa programação é assegurada por uma ou várias redes especializadas de neurônios localizadas na medula espinhal e designadas pelo termo inglês *central pattern generator* ou CPG.

Tais centros podem funcionar de forma autônoma, mas as atividades motoras geradas são estereotipadas e freqüentemente inadaptadas às condições impostas pelo meio ambiente. Na marcha, por exemplo, o CPG pode comandar uma ativação rítmica entre flexores e extensores dos membros, mas não levar em conta uma súbita variação na inclinação do terreno ou o encontro de um obstáculo. Para que o movimento seja adequado, essas informações motoras que geram um esboço de marcha precisam ser constantemente modificadas e enriquecidas por outras informações fornecidas por inúmeros receptores sensoriais que chegam por vias nervosas que passam por vários centros nervosos espinhais e supra-espinhais.

A biomecânica do sistema locomotor humano poderia ser incluída em um amplo capítulo de estudo da locomoção quadrúpede[7]. No entanto, a locomoção de um cavalo ou de uma pantera é bem diversa da de uma lagartixa, também quadrúpede. No primeiro caso, os membros, quase verticais, deslocam-se em um plano sagital paralelo ao eixo do corpo (Figura 38). No segundo, os membros são quase horizontais e encontram-se em um plano perpendicular ao eixo do corpo (Figura 39). Para caminhar, um quadrúpede como a pantera pode encontrar soluções que se assemelhem à do homem, o que nos remete à teoria de o homem ser um quadrúpede endireitado (Figuras 40 e 41).

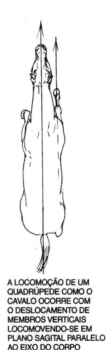

A LOCOMOÇÃO DE UM QUADRÚPEDE COMO O CAVALO OCORRE COM O DESLOCAMENTO DE MEMBROS VERTICAIS LOCOMOVENDO-SE EM PLANO SAGITAL PARALELO AO EIXO DO CORPO

FIGURA 38

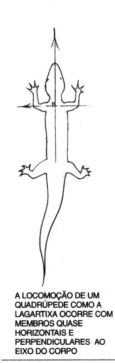

A LOCOMOÇÃO DE UM QUADRÚPEDE COMO A LAGARTIXA OCORRE COM MEMBROS QUASE HORIZONTAIS E PERPENDICULARES AO EIXO DO CORPO

FIGURA 39

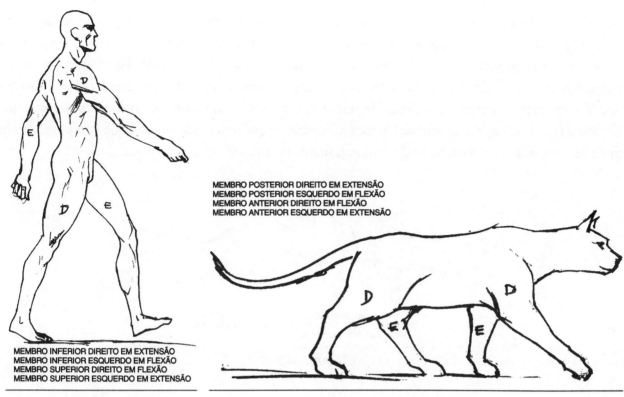

FIGURA 40   FIGURA 41

Para aumentar a velocidade de deslocamento, o homem aumenta o tamanho e a velocidade de realização do passo, permanecendo dentro do padrão de movimento de sistema cruzado do tronco que leva ao movimento recíproco dos membros. Basta observar a musculatura dos membros superiores dos corredores de velocidade para concluir que o treino de musculação, ao aumentar a força dos membros superiores, ajuda no impulso a cada passo posterior e na recepção de cada passo anterior, que encontram no membro superior contralateral uma âncora ou um contrapeso à altura. O homem corre com seus membros superiores (Figura 42).

Já a pantera, para aumentar sua velocidade de deslocamento, sai do padrão de sistema cruzado de movimento e entra em um padrão de sistema reto, com movimentos anteroposteriores ou de flexo-extensão de tronco, que leva ao movimento simétrico de membros (Figura 43).

Tanto para andar quanto para aumentar a velocidade do passo, a lagartixa parece muito longe da solução humana

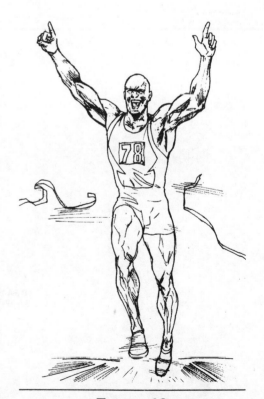

FIGURA 42

para a deambulação, mas filogeneticamente é possível intuir o caminho trilhado pelo sistema cruzado humano. A lagartixa anda graças a um movimento de lateroflexão do tronco (Figura 44A). Para aumentar o comprimento do passo aumenta essa lateroflexão (Figura 44B). Isto lembra o movimento básico provocado pelo sistema cruzado na elipse tronco: um lado abre enquanto o outro fecha. Vimos que no homem essa flexão de um lado extensão do outro é, por razões anatômicas, indissociável da rotação. E na lagartixa? Seria interessante aprofundar essa cinesiologia comparada para entender se a rotação já está incluída no movimento do tronco desde os répteis.

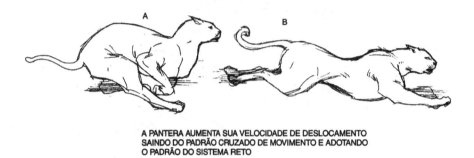

A PANTERA AUMENTA SUA VELOCIDADE DE DESLOCAMENTO SAINDO DO PADRÃO CRUZADO DE MOVIMENTO E ADOTANDO O PADRÃO DO SISTEMA RETO

FIGURA 43

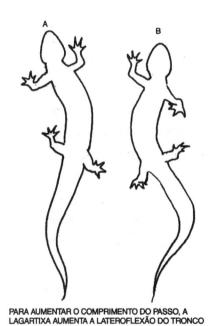

PARA AUMENTAR O COMPRIMENTO DO PASSO, A LAGARTIXA AUMENTA A LATEROFLEXÃO DO TRONCO

FIGURA 44

5

O Diafragma[8]

No plano sagital, o diafragma une o eixo anterior ao posterior, do esterno às vértebras lombares; no plano horizontal ele se insere também ao longo das costelas, que são, como já citamos, elementos ósseos que unem os mesmos eixos. Essa disposição anatômica faz com que esse músculo tenha uma ação muito particular sobre a elipse, que possibilita os movimentos respiratórios. Analisaremos a seguir a anatomia do diafragma e suas conexões, como sempre a melhor forma de entender sua função, que é o movimento respiratório.

Forma e situação

O diafragma separa a cavidade abdominal da torácica. Tem a forma de uma cúpula de convexidade superior, dividida ao meio por uma depressão central da cúpula, sobre a qual repousa o coração (Figura 1). A convexidade é mais acentuada à direita que à esquerda, tanto na respiração corrente quanto na expiração forçada. A cúpula diafragmática é composta por duas porções: uma central, tendínea e por isso denominada centro tendíneo, e outra periférica, de feixes musculares que se inserem ao longo de todo o contorno inferior do tórax. Este é formado por estruturas ósseas e pontes tendíneas:

- corpos lombares;
- ligamento arqueado medial (sobre o corpo do psoas);
- ligamento arqueado lateral (sobre o corpo do quadrado lombar);
- ligamentos intercostais;
- arcos costais;
- esterno.

A BIOMECÂNICA DA COORDENAÇÃO MOTORA

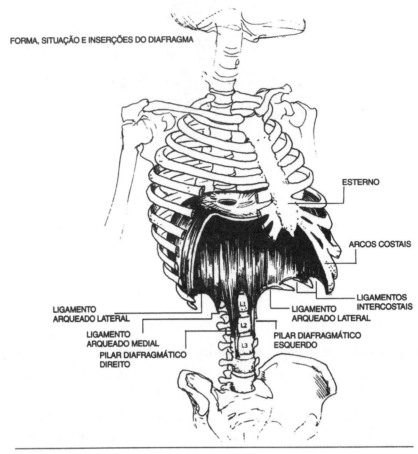

FIGURA 1

Pode ser considerado um conjunto de músculos digástricos[*], cujas porções musculares constituem a região periférica da cúpula que se inserem sobre dois pontos opostos do contorno do orifício inferior do tórax, enquanto seus tendões intermediários se cruzam formando a região central, constituindo o centro tendíneo. A concavidade inferior da cúpula diafragmática é preenchida à direita pelo fígado e à esquerda pelo estômago, vísceras às quais se encontra unido por ligamentos.

INSERÇÕES

As fibras musculares, que se encontram na periferia da estrutura, inserem-se sucessivamente:

- nas vértebras lombares: à direita, na face anterior do corpo da segunda e terceira e dos discos intermediários; à esquerda, na face anterior do corpo da segunda e dos discos intervertebrais vizinhos por meio de estruturas denominadas pilares do diafragma.

---

[*] Músculos digástricos são os que possuem dois corpos musculares separados por um tendão.

- no ligamento arqueado medial, arco ligamentar que vai completar, junto com outras estruturas vizinhas, o hiato entre a região lombar e a 12ª costela. Esse ligamento vai do corpo de L1 à apófise transversa da mesma vértebra, formando um anel que dá passagem ao músculo psoas;
- no ligamento arqueado lateral, arco ligamentar que se segue ao anterior e vai da transversa de L1 à 12ª costela;
- no ligamento de união da 12ª à 11ª costela;
- no ligamento de união entre a 11ª e 10ª costela;
- na face interna dos arcos das seis costelas seguintes;
- na face posterior da extremidade inferior do apêndice xifóide esternal.

De acordo com suas inserções periféricas, o diafragma é dividido em:

- porção vertebral; sendo externa a que se insere sobre os corpos vertebrais, interna a que se insere sobre o ligamento arqueado medial;
- porção costal, que se insere sobre o ligamento arqueado lateral, ligamentos de união entre as três últimas costelas e arcos cartilaginosos costais que reúnem as seis costelas que se seguem;
- porção esternal, que se insere na face posterior do esterno.

CONEXÕES

Pericárdio é uma bolsa fibrosserosa que envolve o coração (Figura 2A). É composta por uma porção profunda serosa, e por outra superficial fibrosa. Desta, saem os ligamentos que suspendem o pericárdio ao esterno e à coluna vertebral e o reúnem ao diafragma.

Três ligamentos unem o pericárdio ao diafragma (Figura 2B):

- ligamento frenopericárdico anterior, ao longo do bordo anterior da base do pericárdio;
- ligamento frenopericárdico direito, reforçado por feixes que partem do centro tendíneo;
- ligamento frenopericárdico esquerdo, inconstante, situado na região posterior esquerda da base do pericárdio (não representado).

Dois ligamentos suspendem o diafragma ao esterno (Figura 2B):

- ligamento esternopericárdico superior: une pericárdio ao manúbrio esternal;
- ligamento esternopericárdico inferior: une pericárdio ao apêndice xifóide e região inferior do corpo do esterno.

Ligamentos vertebropericárdicos são faixas fibrosas que saem da região superior do saco fibroso pericárdico e sobem em direção à aponeurose pré-vertebral da sexta à quarta dorsal.

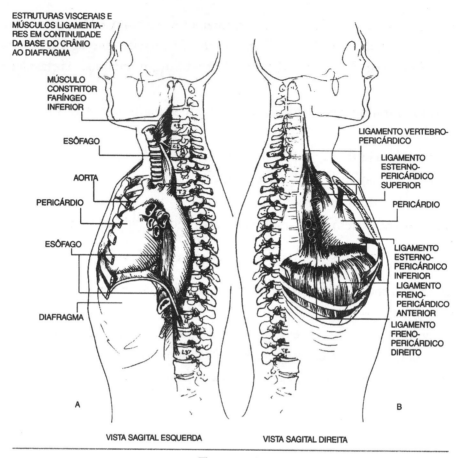

FIGURA 2

O QUE É A APONEUROSE PRÉ-VERTEBRAL?

Trata-se de uma aponeurose que recobre os músculos pré-vertebrais e escalenos (Figura 3). Entre esses dois grupos ela adere aos tubérculos anteriores das apófises transversas. A aponeurose dos escalenos prolonga-se em parte de sua altura com a face profunda da aponeurose superficial, que por sua vez envolve externamente quase toda a estrutura do pescoço, da linha curva occipital às espinhas escapulares, das mastóides e mandíbulas às clavículas e ao esterno.

Dessa forma, a aponeurose pré-vertebral divide o pescoço em uma região anterior ou visceral e posterior ou muscular.

Existem também ligamentos que unem esse saco fibroso a elementos viscerais da região:

- ligamento traqueopericárdico;
- ligamento bronquiopericárdico;
- ligamento esofagopericárdico.

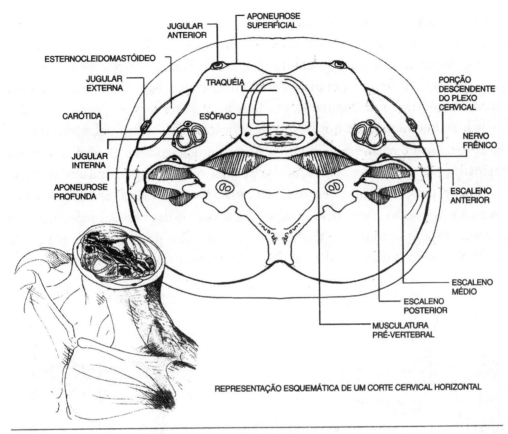

FIGURA 3

Marcel Bienfait[4] descreve essa seqüência de elementos conjuntivos, acrescentando ainda as aponeuroses de revestimento de vísceras e grandes vasos, os ligamentos em forma de arcos na região posterior (ligamento arqueado lateral medial, Figura 1), já em conexão com a região vertebral subdiafragmática e a partir daí as aponeuroses de revestimento dos músculos ileopsoas, que chegam ao membro inferior. Conclui que existe uma continuidade aponeurótica da base do crânio ao membro inferior, com conseqüências circulatórias e biomecânicas. Denomina esse conjunto cadeia cervicotóraco-abdominopélvica.

AÇÃO

- Ao se contraírem, as fibras musculares diafragmáticas endireitam a curvatura do músculo, aumentando seu diâmetro vertical, contando em um primeiro momento com as costelas e especialmente com as vértebras como ponto fixo.
- Ao iniciar sua descida, o centro tendíneo traciona os elementos ligamentares e fibrosos pericárdicos inseridos sobre a cúpula que, por sua vez, transmitem tensão até as vértebras cervi-

cais via conexão dos elementos do saco pericárdico com a aponeurose pré-vertebral. O tensionamento dessa cadeia de elementos de tecido conjuntivo limita a descida do centro tendíneo, como se o suspendesse à base do crânio (Figura 4). Bienfait[4] refere-se a essa cadeia como porção superior da cadeia cervicotóraco-abdominopélvica. Rouvière[8] fala que nesse segundo momento da contração diafragmática as fibras musculares tomam ponto fixo sobre o centro diafragmático imobilizado de um lado pelo pericárdio e de outro pelas vísceras.

- O centro tendíneo é então imobilizado pelas trações antagonistas da cadeia conjuntiva supradiafragmática por um lado e contração das porções musculares dos pilares diafragmáticos por outro. A partir desse momento ele passa a ser ponto fixo no desenrolar da contração muscular.
- A contração da porção costal tracionará os arcos costais das costelas inferiores que, em contato com as vísceras (estômago e fígado), só poderão subir pela convexidade por elas determinadas, aumentando o diâmetro lateral da região inferior do tórax (Figuras 5A, 5B).

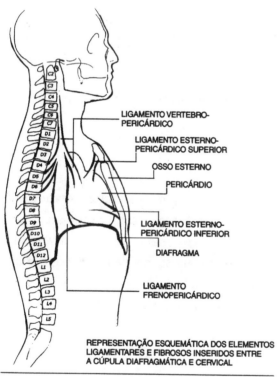

FIGURA 4

FIGURA 5

- A contração da porção esternal, também em contato com a convexidade visceral, eleva o esterno e, por meio dele, as sete costelas superiores, aumentando o diâmetro anteroposterior do tórax.
- Ao descrever uma experiência com um cachorro, cujo abdome foi amplamente aberto e o nervo frênico, que inerva o diafragma, eletricamente estimulado, Rouviere[8] observou que os diâmetros torácicos não se alteraram. Em seguida, exerceu forte pressão sobre a abóbada diafragmática empurrando o fígado contra a concavidade diafragmática e constatou que as coste-

las subiram e o tórax se alargou, porque a polia que faltava para a função muscular foi de certa forma restituída. No entanto, seja qual for a direção e a pressão da força exercida, a excitação do frênico não obteve a amplitude de movimento observada no animal intacto. Pessoalmente, creio que isso possa dever-se ao fato de a posição do animal em tal circunstância experimental (em decúbito e anestesiado) impedir que a imobilização do centro tendíneo por tração dos elementos conjuntivos supradiafragmáticos seja a mesma que *in vivo*.

CONTRAÇÃO DIAFRAGMÁTICA E A PROTEÇÃO DOS ORIFÍCIOS DO DIAFRAGMA

A cúpula diafragmática apresenta três orifícios: aórtico, esofágico e da veia cava (Figura 6).

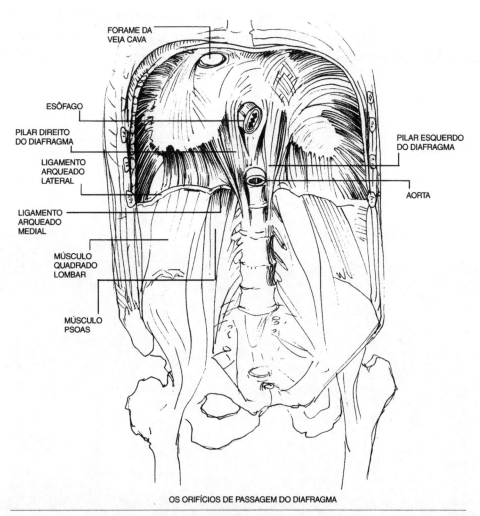

OS ORIFÍCIOS DE PASSAGEM DO DIAFRAGMA

FIGURA 6

O orifício aórtico é inextensível por ser formado por uma arcada tendinosa situada entre os pilares diafragmáticos mais internos direito e esquerdo e encontra-se na altura de D12. A contração das fibras musculares dos pilares só poderia aumentar a luz desse túnel de passagem. Assim, durante a inspiração o débito de sangue arterial não é perturbado. Estando colocada diante da lombar, passando próxima ao centro de gravidade do corpo, seja qual for o movimento de torção que o corpo venha a realizar, essa região é eixo de movimento e, portanto, permanece imóvel, o que também é importante para a manutenção da boa circulação aórtica.

O orifício esofágico encontra-se na altura de D10 à esquerda, circundado por feixes musculares que se originam nos pilares e formam um anel em torno do tubo, o esôfago. Quando o diafragma se contrai e desce, pressiona o conteúdo estomacal, que deve ser impedido de subir, regurgitando para o esôfago. Apesar de o estômago contar com uma válvula, o papel da contração das fibras musculares do diafragma parece fundamental no fechamento dessa estrutura.

O orifício da veia cava encontra-se na altura de D9 à direita, colocado no centro tendíneo. Quando o diafragma desce, pressiona o conteúdo da veia cava que tende a subir, o que é desejável. A contração muscular faz esse orifício abrir-se e assumir uma forma quadrada. O sangue venoso sobe. Quando o diafragma relaxa, esse orifício fecha-se parcialmente. A cúpula sobe verticalizando-se, o que diminui a projeção horizontal do orifício provocando um cotovelo na veia cava e impedindo o retorno venoso[3].

PARTE III

MEMBRO SUPERIOR

6. A UNIDADE DE COORDENAÇÃO ESCÁPULA

7. A UNIDADE DE COORDENAÇÃO BRAÇO

8. A UNIDADE DE COORDENAÇÃO MÃO

O membro superior é formado por três unidades de coordenação:

- uma de enrolamento: a unidade mão;
- duas outras transicionais:
  a unidade escápula, que "decodifica" o complexo movimento do tronco, transmitindo-o ao braço;
  a unidade braço, que transmite movimento entre as unidades de enrolamento tronco e mão.

O membro superior é uma capa "constituída" por ossos e músculos que "veste" o manequim elíptico tronco, prendendo-se a ele quase exclusivamente por meio de inserções musculares e de dois únicos pontos de união articular: as articulações esternoclaviculares (Figura 1).

A união entre sistema cruzado e membro superior, como já vimos, ocorre pela escápula. O sistema cruzado é um elo que reúne mão e pé opostos, fundamental para a deambulação.

O impulso que parte do pé na extensão provoca o aumento do tônus extensor de todo o hemicorpo homolateral. Esse lado do tórax em extensão favorece o deslizamento para baixo da escápula que adere contra o gradeado costal, torna-se ligeiramente oblíqua, e leva para a frente a cavidade glenóide e a cabeça umeral, esboçando a flexão que efetivamente ocorre no membro superior. Já o lado oposto do tórax, que se fecha em flexão, leva o membro superior em extensão. Assim, o movimento recíproco de membros superiores e inferiores, característico da marcha, se constrói por meio do sistema cruzado.

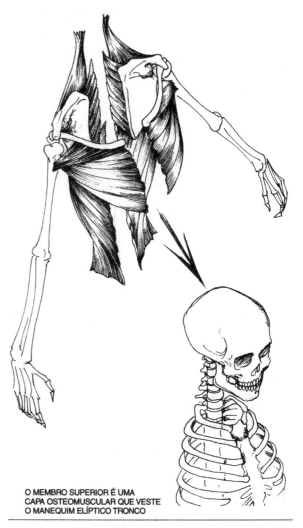

O MEMBRO SUPERIOR É UMA CAPA OSTEOMUSCULAR QUE VESTE O MANEQUIM ELÍPTICO TRONCO

FIGURA 1

Para que haja um movimento adequado de preensão, a escápula desliza sobre o tórax aberto em extensão, fixa-se e torna-se âncora para que a unidade de coordenação braço possa mover-se em flexão, transmitindo tensão para a unidade de enrolamento que vem a seguir, a mão, que a recepcionará, transformando-a em um movimento de oposição, base para qualquer atividade útil de manipulação. Esse tipo de atividade requer um movimento simétrico dos braços, quando uma das mãos age em direção à outra, o que se constrói por meio do sistema reto.

Logicamente ambos os sistemas podem ser associados e utilizados de forma concomitante, como quando se anda carregando alguma coisa com ambas as mãos.

6

A Unidade de Coordenação Escápula

Definindo os elementos constituintes da unidade de coordenação escápula

Elementos esféricos rotacionais

A unidade de coordenação escápula é formada pela clavícula e pela escápula, unidas entre si pela articulação acromio-clavicular. Esses ossos formam um ângulo entre a clavícula e a espinha da escápula visualizadas em um plano horizontal (Figura 2).

Os elementos esféricos são ambos côncavos (Figura 3):

- a superfície subescapular em continuidade com a superfície inferior da clavícula, que formam a região de contato da unidade escápula com a unidade tórax;
- a cavidade glenóide.

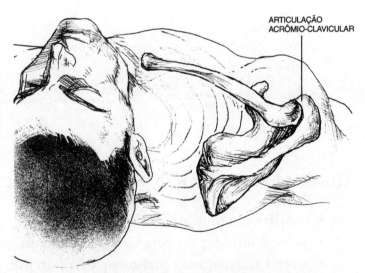

O ÂNGULO FORMADO PELA CLAVÍCULA E ESPINHA DA ESCÁPULA VISUALIZADO NO PLANO HORIZONTAL É UM ELEMENTO ESTRUTURAL IMPORTANTÍSSIMO PARA O ENTENDIMENTO DOS MOVIMENTOS BÁSICOS DA UNIDADE DE COORDENAÇÃO ESCÁPULA: ENCAIXE E ELEVAÇÃO

FIGURA 2

Articulação intermediária de flexo-extensão

Trata-se da articulação acromioclavicular, cujo movimento será analisado no plano horizontal desde um ponto de observação superior (Figura 2).

O que é o movimento de extensão e flexão nessa unidade?

Observando a articulação acromioclavicular de cima, situando-a em um plano horizontal, vemos que ela é vértice de um ângulo formado pela clavícula e pela espinha da escápula. Quando esta desliza para cima sobre o gradeado costal, esse ângulo se fecha, movimento que denominaremos flexão (ou elevação)(Figura 4B). Quando desliza para baixo, esse ângulo se abre, é a extensão (ou encaixe) (Figura 4A).

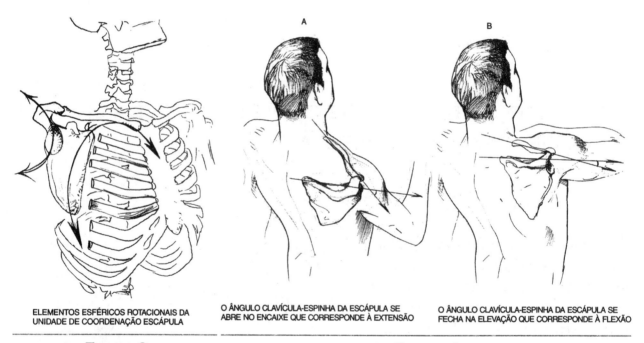

ELEMENTOS ESFÉRICOS ROTACIONAIS DA UNIDADE DE COORDENAÇÃO ESCÁPULA

O ÂNGULO CLAVÍCULA-ESPINHA DA ESCÁPULA SE ABRE NO ENCAIXE QUE CORRESPONDE À EXTENSÃO

O ÂNGULO CLAVÍCULA-ESPINHA DA ESCÁPULA SE FECHA NA ELEVAÇÃO QUE CORRESPONDE À FLEXÃO

FIGURA 3   FIGURA 4

Sistema muscular condutor do encaixe (Figuras 5A, 5B):

- subclávio: horizontaliza a clavícula;
- peitoral menor: puxa para baixo, para a frente, provoca báscula interna;
- serrátil anterior: puxa para baixo, para trás, para fora, provoca báscula externa;
- trapézio inferior: puxa para baixo, para trás, para dentro, não provoca báscula.
- analisando as ações sinérgicas e antagônicas de cada grupo muscular, vemos que algumas se anulam, permanecendo reforçada a ação de puxar para baixo, o encaixe.

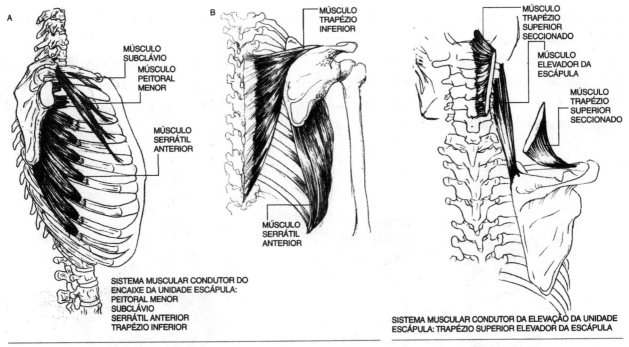

FIGURA 5

FIGURA 6

SISTEMA MUSCULAR CONDUTOR DA ELEVAÇÃO

Trapézio superior e elevador da escápula (Figura 6).

MOVIMENTOS CLAVICULARES

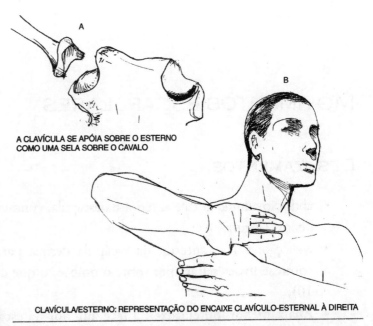

FIGURA 7

Os movimentos das clavículas, assim como os da escápula, são condicionados pelas amplitudes articulares da articulação clavículo-esternal.

A superfície articular da clavícula pousa sobre a do esterno como uma sela sobre o dorso do cavalo (Figuras 7A, 7B).

Da primeira costela parte o ligamento costoclavicular, oblíquo de baixo para cima, de dentro para fora. Sua inserção na clavícula representa o eixo do movimento de elevação e abaixamento desse osso. Assim, quando a extremidade externa abaixa, a interna eleva-se e vice-versa (Figura 8).

A superfície articular da clavícula pode ainda escorregar para a frente, quando a extremidade externa também avança, anteriorizando todo o osso, e escorregar para trás, recuando todo o osso. Cada um desses movimentos causa movimentos da escápula, estando esse osso unido à clavícula pela articulação acromioclavicular.

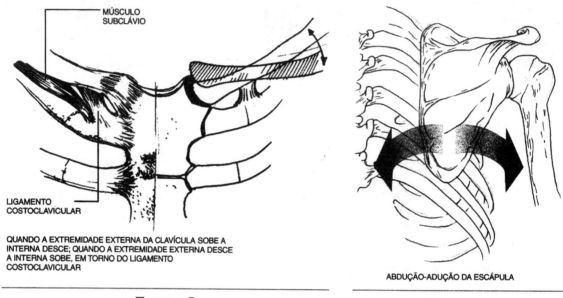

FIGURA 8

FIGURA 9

MOVIMENTOS ESCAPULARES

DESLIZAMENTOS

- abdução-adução: a face anterior da escápula, côncava, desliza para fora e para dentro (Figura 9);
- elevação: a face anterior da escápula desliza para cima e para a frente, como se fosse "saltar" por sobre o ombro, o que o faz se "enrolar" (Figura 10);
- Abaixamento (ou encaixe): a face anterior da escápula desliza para baixo, achatando-se contra o gradeado costal (Figura 11).

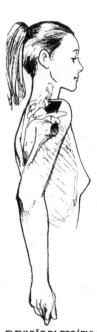

FIGURA 10

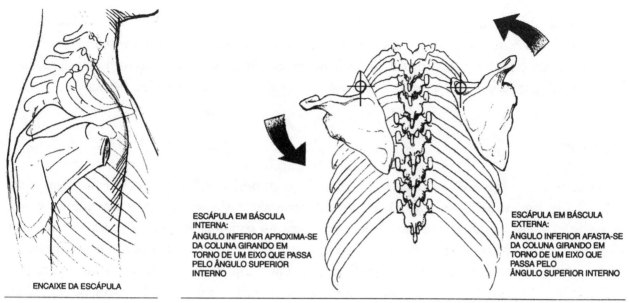

FIGURA 11 — ENCAIXE DA ESCÁPULA

FIGURA 12 — ESCÁPULA EM BÁSCULA INTERNA: ÂNGULO INFERIOR APROXIMA-SE DA COLUNA GIRANDO EM TORNO DE UM EIXO QUE PASSA PELO ÂNGULO SUPERIOR INTERNO / ESCÁPULA EM BÁSCULA EXTERNA: ÂNGULO INFERIOR AFASTA-SE DA COLUNA GIRANDO EM TORNO DE UM EIXO QUE PASSA PELO ÂNGULO SUPERIOR INTERNO

BÁSCULA

Trata-se de um vaivém rotatório que leva o ângulo inferior da escápula para dentro e para fora, em torno de um ponto fixo superior (Figura 12).

Segundo muitos autores, esse ponto fixo passa pelo centro da espinha ou pouco abaixo dela, sempre no centro. Marcel Bienfait[4] sugere que ele esteja no ângulo súpero-interno, visto ser este um ponto privilegiado em fixações musculares (Figura 13):

- para a frente pelo primeiro feixe do serrátil anterior;
- para dentro pelo rombóide menor;
- para baixo pelo trapézio inferior;
- para cima pelo elevador da escápula.

As amplas amplitudes de deslizamento da escápula possibilitam o deslocamento da cavidade glenóide em grande variedade de posições nas três dimensões do espaço, o que possibilita ao braço uma

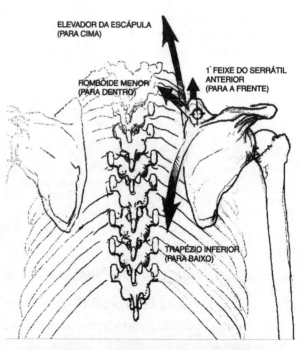

FIGURA 13 — SEGUNDO M. BIENFAIT, O EIXO ÂNTERO-POSTERIOR EM TORNO DO QUAL A ESCÁPULA REALIZA BÁSCULAS INTERNA E EXTERNA DEVE PASSAR PELO ÂNGULO SÚPERO-INTERNO PORQUE ESTE É UM PONTO PRIVILEGIADO EM FIXAÇÕES MUSCULARES

imensa gama de posicionamentos funcionais. Os movimentos escapulares não são simples. As possibilidades de deslizamento podem combinar-se com todas as possibilidades de básculas, resultando em movimentos complexos intermediários. Dois desses movimentos constituem os movimentos básicos funcionais para o membro superior: o encaixe (ou extensão) e a elevação (ou flexão).

Encaixe

Encaixe é o deslizamento para baixo da escápula, com horizontalização da clavícula. Em geral a clavícula é levemente oblíqua (Figura 14A); ao se horizontalizar, ela parece alargar o hemitórax correspondente e colocar a escápula em um discreto deslizamento para fora (Figura 14B). Os músculos capazes de deprimir dessa forma a escápula tomam ponto fixo sobre a coluna dorsal e as costelas, fazendo a escápula achatar-se contra o gradil costal. Ela passa de uma posição frontal para uma oblíqua entre frontal e sagital. A glenóide anterioriza-se, levando consigo a cabeça umeral. Esse é um esboço de flexão. É a partir desse momento que a porção longa do bíceps será estimulada e se encontrará em condições ideais para agir sobre a unidade de coordenação braço. O movimento de extensão do tórax torna-se flexão no braço correspondente. A escápula é um decodificador do complexo movimento do tronco para o membro superior.

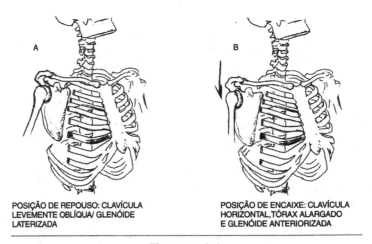

POSIÇÃO DE REPOUSO: CLAVÍCULA LEVEMENTE OBLÍQUA/ GLENÓIDE LATERIZADA

POSIÇÃO DE ENCAIXE: CLAVÍCULA HORIZONTAL, TÓRAX ALARGADO E GLENÓIDE ANTERIORIZADA

FIGURA 14

Assim, a unidade de coordenação escápula encontra-se encaixada quando (Figura 15A):

- a clavícula está horizontal (Figura 14B);
- o plano subescapular encontra-se oblíquo com a glenóide (e portanto a cabeça umeral) para a frente;
- o bordo espinhal está vertical;
- o ângulo inferior da escápula está na altura da oitava costela (Figura 16);
- o ângulo entre clavícula e espinha da escápula apresenta-se aberto o máximo possível.

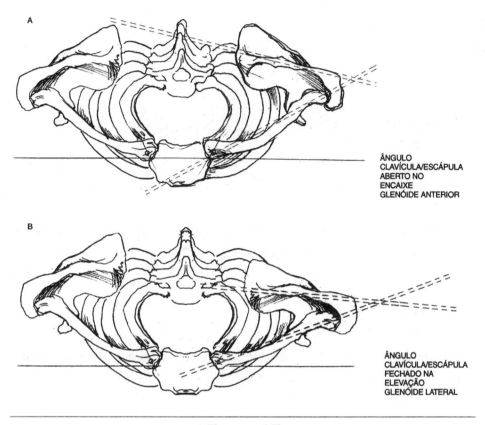

ÂNGULO CLAVÍCULA/ESCÁPULA ABERTO NO ENCAIXE GLENÓIDE ANTERIOR

ÂNGULO CLAVÍCULA/ESCÁPULA FECHADO NA ELEVAÇÃO GLENÓIDE LATERAL

FIGURA 15

ELEVAÇÃO

Elevação é o retorno à posição inicial (Figura 15B). Apesar de bem mais ampla, visto que a elevação pode fazer o ombro chegar até a orelha, funcionalmente ocorre apenas como retorno da posição de encaixe. No entanto, essa grande liberdade de movimento para a elevação faz com que nas retrações de trapézio superior a cintura escapular eleve-se muito, como conseqüência do aumento de tônus por estresse associado a sedentarismo e má postura no trabalho, tão comuns hoje.

Ao se elevar, retornando à posição normal de repouso, a escápula desliza para cima, mantendo o bordo interno vertical.

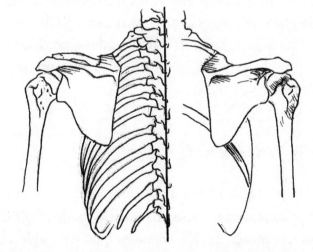

ESCÁPULA ENCAIXADA: BORDO INTERNO VERTICAL, ÂNGULO INFERIOR NA ALTURA DA 8ª COSTELA

FIGURA 16

A superfície subescapular torna-se mais frontal. A clavícula volta a ser levemente oblíqua no plano frontal (Figura 14A). O ângulo clavícula-espinha da escápula se fecha e a glenóide se posterioriza.

MÚSCULOS CONDUTORES DO ENCAIXE

PEITORAL MENOR (Figura 5A)

Com ponto fixo nas costelas, puxa a coracóide para baixo e para a frente. Situado externamente ao eixo de báscula, faz o ângulo inferior aproximar-se da coluna.

SERRÁTIL ANTERIOR (Figura 5A)

Supõe-se que entre em contração por meio de seus feixes inferiores quando o ângulo inferior se desloca para dentro. Seja como for, esse é um músculo que entra em forte contração, o que puxa a escápula para baixo e também para fora em abdução.

TRAPÉZIO INFERIOR (Figura 5B)

Supõe-se que entre em contração quando a escápula desliza para fora. Ao puxar a escápula para baixo e para dentro, esse músculo anula o parâmetro de deslizamento externo do serrátil anterior, sem provocar báscula, o que parece confirmar a hipótese de Marcel Bienfait. Para o autor, o eixo de báscula passa pelo ângulo superior interno e não no centro da espinha. O trapézio inferior sai do final da espinha da escápula. Localizando-se precisamente sob o ângulo súpero-interno, ele seria capaz de puxá-lo sem rotação. Se esse eixo estivesse no centro da espinha, sua tração provocaria uma báscula externa.

SUBCLÁVIO (Figura 8)

Com ponto fixo sobre a primeira costela ele participa da horizontalização da clavícula.

O peitoral menor e o serrátil anterior podem agir com os flexores do tronco; o trapézio inferior, com os extensores. É fácil entender que, para agir sinergicamente estabilizando a escápula, esses músculos podem fazê-lo apenas sobre um hemitórax aberto em extensão. Só então o úmero conta com ponto fixo para se flexionar.

Inversão do sentido das trações

Uma vez encaixada, a escápula pode passar a ser ponto fixo para o serrátil anterior e peitoral menor, continuando a se contrair, abrir as costelas, agindo como inspiratórios acessórios. Logicamente o trapézio inferior continua mantendo-a imóvel, a partir do ponto fixo fornecido pela coluna dorsal.

Músculos condutores da elevação

Trapézio superior (Figura 6)

Tendo sido alongado durante o encaixe, sua ação, com ponto fixo sobre a cervical, é extremamente facilitada. Ele traciona a extremidade externa da clavícula e da espinha da escápula, o que provocaria uma báscula externa. Esta é equilibrada pela tração do elevador.

Elevador da escápula (Figura 6)

Como o anterior, seu alongamento durante o encaixe facilita sua ação. Tracionando o ângulo interno para cima e para dentro, impede que haja uma báscula externa, mantendo vertical o bordo interno.

Músculos monoarticulares em torno da escapuloumeral

Em torno do colo umeral, de frente para trás, inserem-se respectivamente:

- o subescapular (Figura 17A);
- o supra-espinhal (Figura 17B);
- o infra-espinhal;
- o redondo menor.

São conhecidos como grupo do manguito rotador.

O subescapular é um rotador interno. O supra-espinhal tem um componente de rotação interna discutível, visto que sua inserção é praticamente superior, e os dois últimos seriam evidentemente rotadores externos.

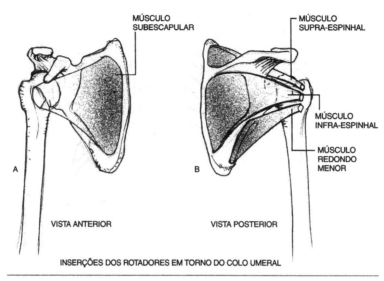

FIGURA 17

O infra-espinhal insere-se sobre toda a superfície escapular posterior. O subescapular faz o mesmo na superfície anterior. Por serem ambos potentes, de extensas superfícies de inserção, Marcel Bienfait considera-os estáticos, controladores da rotação, o subescapular (rotação externa) e o infra-espinhal (rotação interna).

O supra-espinhal, igualmente com extensas inserções na região superior da escápula, de um lado em continuidade com o rombóide menor que chega até as vértebras dorsais, de outro em continuidade com o deltóide médio que, ao contrário do deltóide anterior e posterior, é constituído por fibras curtas inseridas sobre tendões que percorrem o comprimento do músculo, parece fazer parte de um sistema suspensor do braço no eixo raquidiano.

O redondo menor é um rotador externo por excelência.

Esse conjunto muscular tem um evidente papel de estabilização da cabeça umeral contra a cavidade glenóide. Em caso de paralisia, a subluxação da articulação se estabelece rápida e facilmente, se não forem tomadas medidas fisioterápicas adequadas.

CONTINUIDADE MUSCULAR ENTRE BASE DO CRÂNIO E MEMBRO SUPERIOR

TRAPÉZIO SUPERIOR – DELTÓIDE ANTERIOR

O trapézio superior parte da base do crânio e coluna cervical para o terço externo da clavícula. Da clavícula parte a porção anterior do deltóide que se insere no terço médio do úmero (Figura 18A).

Trapézio médio — Deltóide médio

Da cervical inferior e dorsal superior parte o trapézio médio para o acrômio e terço externo da espinha da escápula, de onde parte o deltóide médio que se insere no úmero (Figura 18B).

Trapézio inferior — Deltóide posterior

De praticamente toda dorsal parte o trapézio inferior para a região interna da espinha da escápula. Do bordo inferior da espinha da escápula parte o deltóide posterior que se insere junto com o deltóide anterior e médio sobre o terço médio do úmero (Figura 18C).

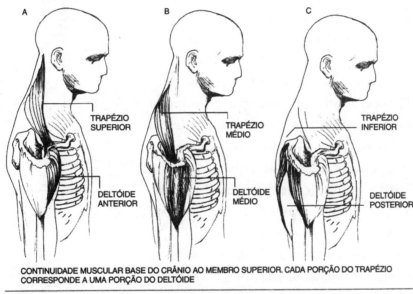

CONTINUIDADE MUSCULAR BASE DO CRÂNIO AO MEMBRO SUPERIOR. CADA PORÇÃO DO TRAPÉZIO CORRESPONDE A UMA PORÇÃO DO DELTÓIDE

FIGURA 18

Esternoclidomastóideo — Peitoral maior — Redondo maior

O esternoclidomastóideo parte da base do crânio para a região interna da clavícula. Da clavícula parte o peitoral maior que se insere no úmero. Da mesma região, goteira bicipital, parte o redondo maior que vai inserir-se sobre o ângulo inferior da escápula (Figura 19).

Dessa forma, da base do crânio até o úmero estende-se uma capa muscular que faz os movimentos cefálicos estar em conexão direta com os movimentos de membros superiores. Do mesmo modo, as retrações e os desvios do segmento cervical estão em conexão com os do membro superior.

Papel do redondo maior na fixação da elevação da escápula

A retração de trapézio superior é extremamente comum. Como se trata de um suspensor da escápula, é solicitado o tempo todo, seja para uma atividade sutil, como digitar, seja para uma atividade que exija grande esforço, como elevar um peso. Além disso, parece também ser um ponto de expressão corporal das emoções. Ninguém briga, leva um susto ou chora com ombros absolutamente relaxados e bem colocados. O estresse provoca aumento de tônus generalizado, mas a manifestação do aumento de tônus do trapézio superior é dos mais evidentes e dramáticos.

Estando o centro de báscula na região central da espinha, ou no ângulo súpero-interno, a retração do trapézio superior, assim como a do trapézio médio, causa báscula externa da escápula. O ângulo inferior vai para fora e o superior externo, onde se situa a glenóide, sobe e o ombro eleva-se. Ao se solicitar elevação do membro superior, o ângulo inferior da escápula é puxado para fora e evidencia-se excessivamente na região lateral do tronco.

Em pé, com os braços relaxados ao longo do corpo, a cabeça umeral não está totalmente voltada para a glenóide; essa cavidade é muito rasa e parte da cabeça umeral fica exposta anteriormente (Figura 20). Se, devido à retração de trapézio superior e médio, a escápula se fixa em uma báscula externa, a glenóide e a cabeça umeral sobem, o ângulo entre o bordo externo da escápula e a diáfise do úmero se fecha (Figuras 21A e 21B). Redondo maior e menor, que correm entre o bordo externo da escápula e o úmero, tendo seus pontos de origem e inserção aproximados, se distensionam. Para aumentar o tônus, com o tempo suas fibras retraem-se, e eles passam a desempenhar papel de fixador da elevação do ombro. Classicamente esse desvio postural é atribuído ao trapézio superior e ao elevador da escápula. O tratamento consiste em alongar esses músculos. Ora, se os

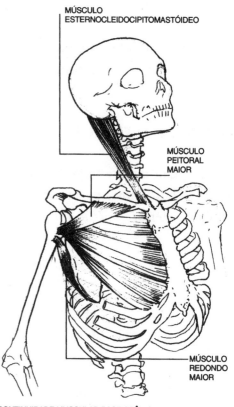

FIGURA 19

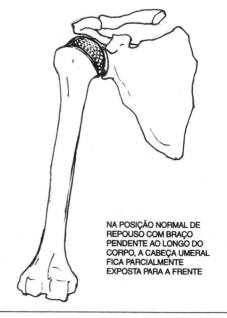

FIGURA 20

redondos também se encontrarem retraídos, devem ser submetidos a alongamentos, o que permitirá à escápula posicionar-se corretamente, a glenóide girar para baixo e, em conseqüência, o ombro descer.

Se a glenóide permanece elevada, a cabeça umeral mantém-se em rotação externa durante todo e qualquer movimento de membro superior. Isto, como veremos, impede que se estabeleça um estado adequado de tensão ao longo do membro superior, o que permitiria à mão estruturar-se para agir. Nesse caso, a mão manipula sem a força que poderia e deveria desenvolver, o úmero apóia-se na glenóide sem a necessária rotação interna. As "engrenagens" dessa estrutura colocam-se em marcha sem o devido alinhamento. Elas funcionam, mas sem dúvida desgastam-se muito rapidamente. Na impossibilidade de encaixe perfeito e conseqüente rotação interna umeral para a função de preensão de membro superior reside, sem dúvida, a origem das lesões por esforços repetitivos. Na reabilitação dessas duas funções firma-se a base de uma terapia adequada.

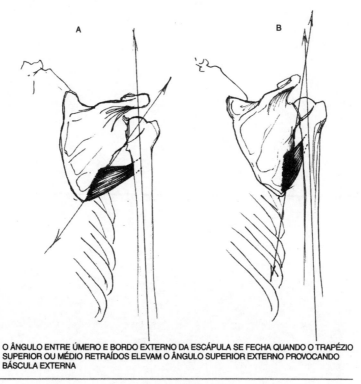

O ÂNGULO ENTRE ÚMERO E BORDO EXTERNO DA ESCÁPULA SE FECHA QUANDO O TRAPÉZIO SUPERIOR OU MÉDIO RETRAÍDOS ELEVAM O ÂNGULO SUPERIOR EXTERNO PROVOCANDO BÁSCULA EXTERNA

FIGURA 21

7

A Unidade de Coordenação Braço

Elementos constituintes da unidade de coordenação braço

Elementos esféricos rotacionais (Figura 1)

- Cabeça umeral, convexa.
- Face articular do carpo, côncava.

Articulação intermediária de flexo-extensão

Cotovelo.

Músculo condutor da flexão

Porção longa do bíceps.

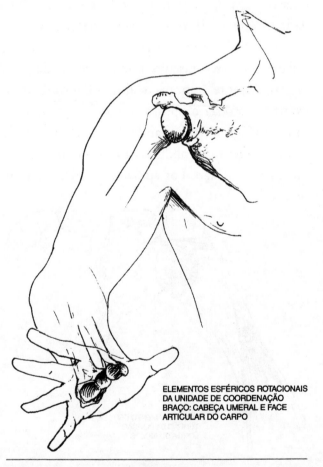

ELEMENTOS ESFÉRICOS ROTACIONAIS DA UNIDADE DE COORDENAÇÃO BRAÇO: CABEÇA UMERAL E FACE ARTICULAR DO CARPO

FIGURA 1

Músculo condutor da extensão

Porção longa do tríceps.

Movimento básico da unidade

- Flexão-abdução-rotação interna da cabeça umeral acompanhada de flexão do cotovelo.
- Extensão-adução rotação externa da cabeça umeral acompanhada de extensão do cotovelo.

Movimento escapuloumeral

Trata-se aqui do movimento que ocorre no encaixe entre as duas unidades de coordenação escápula e braço. Como vimos no Capítulo 1, o bíceps longo, condutor do movimento, parte da unidade escápula, atravessa a região de encaixe caminhando frontalmente (Figura 2), acomoda-se na goteira bicipital e corre anteriormente ao úmero para o antebraço. O movimento de encaixe da escápula aciona esse músculo, inserido acima da cavidade glenóide. Esta, se a observarmos em um plano sagital, durante o encaixe realiza um giro de frente para trás, que poderíamos associar a uma rotação externa, visto ser o oposto ao movimento que se desencadeia na cabeça umeral que gira em rotação interna (Figura 3). Situando-se em um plano frontal, o tendão proximal do bíceps longo imprime um movimento de abdução ao corpo do úmero. Sendo anterior, provoca ao mesmo tempo um movimento de flexão. Por apoiar-se sobre a tuberosidade interna da goteira bicipital, desencadeia uma

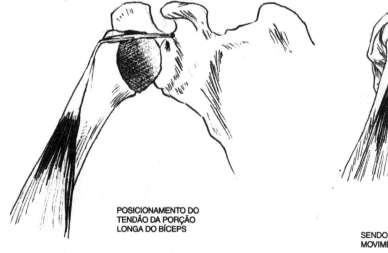

POSICIONAMENTO DO TENDÃO DA PORÇÃO LONGA DO BÍCEPS

FIGURA 2

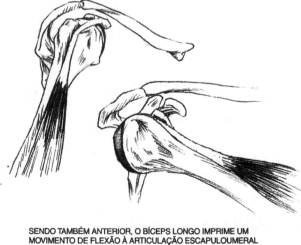

SENDO TAMBÉM ANTERIOR, O BÍCEPS LONGO IMPRIME UM MOVIMENTO DE FLEXÃO À ARTICULAÇÃO ESCAPULOUMERAL

FIGURA 3

rotação interna (Figura 4). Aqui, mais uma vez, constata-se que rotação externa de um lado, interna de outro, resulta em flexão (Figura 5). O resultado final é levar o úmero para a frente, até a horizontal, em leve abdução, com eixo epicôndilo media–lepicôndilo lateral vertical, se o cotovelo estiver fletido, palma da mão voltada para a ponta do esterno (Figura 6).

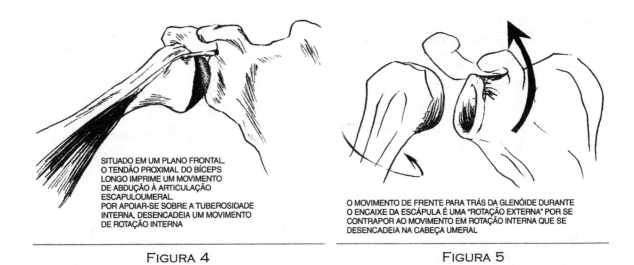

FIGURA 4

FIGURA 5

Ao chegar ao ponto máximo de flexão, e de rotação interna de sua cabeça, o úmero começa a rodar externamente, tracionado pela porção longa do tríceps (Figura 7), condutor da extensão, que se acompanha de adução e rotação externa da cabeça umeral, o antebraço verticaliza-se (Figura 8A), o úmero desce pela lateral do tórax até a posição inicial e finalmente o cotovelo estende-se (Figura 8B).

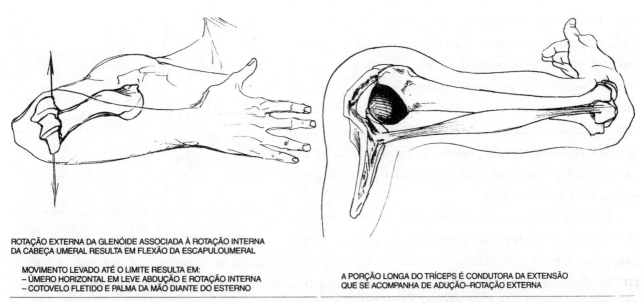

FIGURA 6

FIGURA 7

Percurso de flexão e percurso de extensão

Na posição ortostática os membros superiores pendem alinhados com o centro da espessura do tronco. Este é considerado o ponto de equilíbrio entre a flexão e a extensão, o ponto de partida para qualquer movimento. Um movimento para a frente aciona os flexores. Um movimento para trás, os extensores. O espaço situado do ponto de equilíbrio para a frente é considerado percurso de flexão. Situado do ponto de equilíbrio para trás, é considerado percurso de extensão (Figura 9). Assim, se o braço parte de uma posição de flexão completa e desce de forma controlada até o ponto de equilíbrio, o movimento será realizado por músculos extensores em um percurso de flexão. Se continuar a se contrair, o trabalho ocorrerá em percurso de extensão.

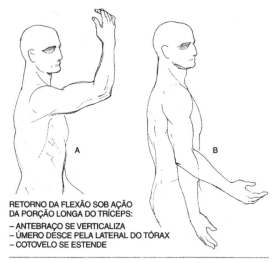

RETORNO DA FLEXÃO SOB AÇÃO DA PORÇÃO LONGA DO TRÍCEPS:
- ANTEBRAÇO SE VERTICALIZA
- ÚMERO DESCE PELA LATERAL DO TÓRAX
- COTOVELO SE ESTENDE

FIGURA 8

Esse conceito de delimitação do espaço em percurso de flexão e de extensão é importante porque, ao observarmos os movimentos simétricos dos braços nos movimentos de preensão, quando a mão necessita de uma estrutura estável, notamos que ocorrem sempre em percurso de flexão, para a frente. Como veremos, a estrutura em abóbada da mão, que lhe confere força, estabilidade e precisão, começa a se construir a partir do ombro em rotação interna-abdução-flexão, portanto para a frente. Nessas circunstâncias, pessoas bem coordenadas nunca levam os cotovelos para trás. Se, durante uma ação manual de força ou precisão, forem obrigadas a aproximar os úmeros da posição de equilíbrio entre flexão-extensão, levam os cotovelos para uma abdução e nunca para uma extensão.

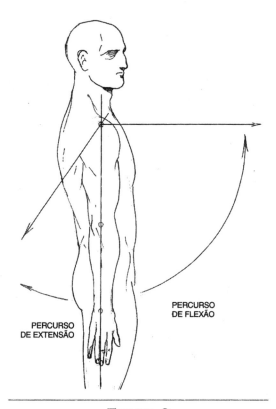

FIGURA 9

Por esse motivo é tão difícil comer de forma elegante, com os cotovelos junto ao corpo e as mãos tão recuadas, pois durante atividades de precisão, como cortar, por exemplo, o cotovelo é obrigado a entrar em percurso de extensão, quando o normal seria entrar em abdução, o que é julgado inadequado porque pode molestar o vizinho de mesa (Figura 10).

MOVIMENTOS PENDULARES

Movimentos pendulares de membros superiores durante a marcha não requerem movimentos de mãos e cotovelos. Ocorre a partir da escápula, solicitando músculos do tronco. O impulso a partir do pé prolonga-se pela extensão do tronco, provoca o encaixe da escápula e esta a rotação interna de cabeça umeral (Figura 11). A partir daí uma contração de deltóide anterior e peitoral maior é o bastante para fazer o úmero balançar anteriormente, atingir a posição de máximo balanceio anterior e retornar, estabelecendo um movimento pendular que será tanto mais facilitado quanto mais se estabelece o ritmo da marcha. Nesse caso, o membro superior entra intermitentemente em um percurso de extensão e sai sem que isso possa ser considerado falta de coordenação. Trata-se de um movimento de contra-rotação, compensatório da rotação da cintura pélvica e dos membros inferiores necessários para a deambulação.

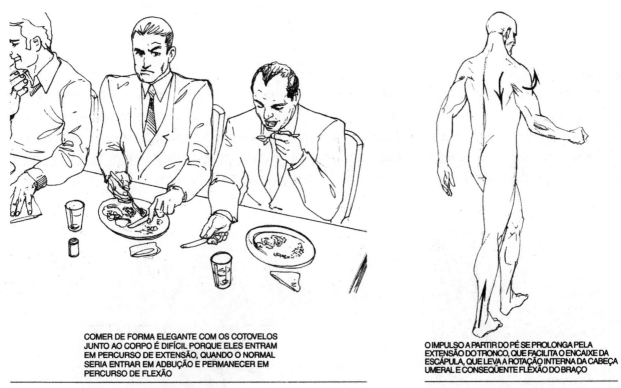

COMER DE FORMA ELEGANTE COM OS COTOVELOS JUNTO AO CORPO É DIFÍCIL PORQUE ELES ENTRAM EM PERCURSO DE EXTENSÃO, QUANDO O NORMAL SERIA ENTRAR EM ADBUÇÃO E PERMANECER EM PERCURSO DE FLEXÃO

FIGURA 10

O IMPULSO A PARTIR DO PÉ SE PROLONGA PELA EXTENSÃO DO TRONCO, QUE FACILITA O ENCAIXE DA ESCÁPULA, QUE LEVA A ROTAÇÃO INTERNA DA CABEÇA UMERAL E CONSEQÜENTE FLEXÃO DO BRAÇO

FIGURA 11

CONSTRUÇÃO DA PREENSÃO

A articulação entre a ulna e o úmero constitui uma sólida polia em torno da qual ocorre a flexo-extensão do cotovelo. Um pouco abaixo, mas absolutamente independente dela, está a articulação da cabeça do rádio, que garante a rotação do antebraço no espaço para que a mão seja situada da melhor maneira no espaço. Assim, a estrutura que garante a flexo-extensão da mão situa-se no extremo distal do rádio, que é a estrutura a serviço dela. Dessa forma, a mão pode girar livremente, o quanto for necessário para a ação em curso, enquanto a ulna flexiona-se ou estende em torno do úmero (Figura 12).

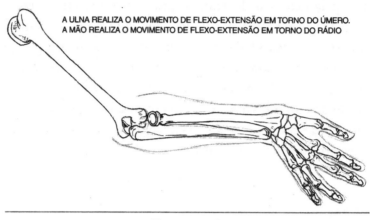

FIGURA 12

A ulna está a serviço do úmero assim como o rádio está a serviço da mão. A interlinha articular entre a face articular do carpo no rádio e o carpo é oblíqua, mais cefálica do lado ulnar, mais caudal do lado radial (Figura 13). Assim, quando relaxada, a mão coloca-se em inclinação ulnar e pronação.

Se observarmos o antebraço relaxado apoiado sobre uma mesa, constataremos que a interlinha articular do punho é mais dorsal do lado radial, mais palmar do lado ulnar (Figura 14).

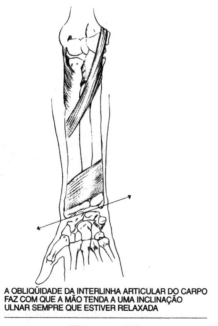

FIGURA 13

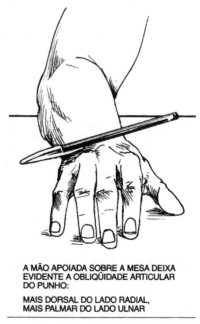

FIGURA 14

Essa articulação é, então, construída de forma que associe mais facilmente a flexão palmar (ou flexão) com desvio ulnar, flexão dorsal (ou extensão) com desvio radial (Figuras 15A, 15B).

Por outro lado, a musculatura extensora e flexora também se implanta obliquamente de forma que a extensora puxa a mão no sentido radial, a flexora no sentido ulnar.

Os flexores do punho têm inserções distais equilibradas: uma ulnar, uma central, uma radial. Como, porém, todos partem do epicôndilo medial, lado ulnar, essa obliqüidade faz com que sua ação flexora provoque concomitantemente um desvio ulnar que se mantém durante o repouso, visto o tônus flexor ser maior que o extensor (Figura 16).

- O flexor radial do carpo insere-se na face palmar da base do segundo e terceiro metacarpianos. O palmar longo insere-se na aponeurose palmar e o flexor ulnar do carpo insere-se no pisiforme, hamato e quinto metacarpiano.

Os extensores do punho são quase todos de inserção distal radial. Os extensores do punho partem do epicôndilo lateral e inserem-se do lado radial do carpo (Figura 17A). Apenas o extensor ulnar do carpo insere-se sobre a face dorsal da base do quinto metacarpiano (Figura 17B).

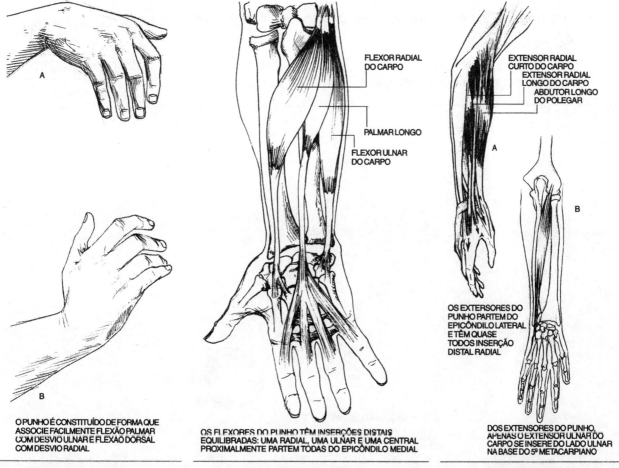

FIGURA 15 — O PUNHO É CONSTITUÍDO DE FORMA QUE ASSOCIE FACILMENTE FLEXÃO PALMAR COM DESVIO ULNAR E FLEXÃO DORSAL COM DESVIO RADIAL

FIGURA 16 — OS FLEXORES DO PUNHO TÊM INSERÇÕES DISTAIS EQUILIBRADAS: UMA RADIAL, UMA ULNAR E UMA CENTRAL PROXIMALMENTE PARTEM TODAS DO EPICÔNDILO MEDIAL

FIGURA 17 — DOS EXTENSORES DO PUNHO, APENAS O EXTENSOR ULNAR DO CARPO SE INSERE DO LADO ULNAR NA BASE DO 5º METACARPIANO

A musculatura dorsal do polegar parte da ulna e corre obliquamente para o lado radial, indo inserir-se na base ou no ápice do primeiro dedo, contribuindo também para a extensão do punho.

Os músculos estão listados na ordem de inserção sobre o carpo e a mão: terceiro metacarpiano, segundo metacarpiano, primeiro metacarpiano, base da primeira falange do polegar, base da segunda falange do polegar.

O extensor radial curto do carpo insere-se na base do terceito metacarpiano, enquanto o extensor radial longo insere-se na base do segundo metacarpiano (Figura 17A).

O abdutor longo do polegar insere-se na base do primeiro metacarpiano. O extensor curto insere-se na base da falange proximal do polegar. O extensor longo insere-se na base da falange distal do polegar (Figuras 18A, 18B)

Quando a mão é direcionada para um objeto, ela se posiciona para a preensão (Figura 19):

- com o antebraço em pronação, isto é, a palma voltada para o objeto;
- o punho em extensão;
- o polegar em extensão e abdução.

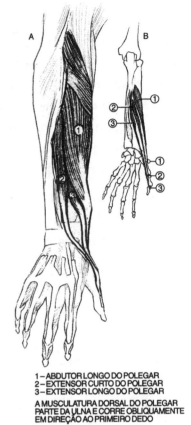

1 – ABDUTOR LONGO DO POLEGAR
2 – EXTENSOR CURTO DO POLEGAR
3 – EXTENSOR LONGO DO POLEGAR

A MUSCULATURA DORSAL DO POLEGAR PARTE DA ULNA E CORRE OBLIQUAMENTE EM DIREÇÃO AO PRIMEIRO DEDO

FIGURA 18

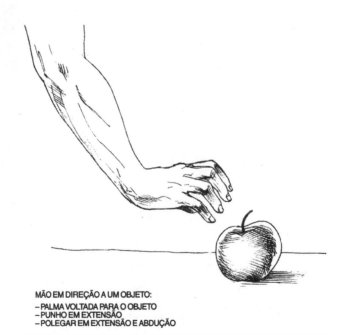

MÃO EM DIREÇÃO A UM OBJETO:
– PALMA VOLTADA PARA O OBJETO
– PUNHO EM EXTENSÃO
– POLEGAR EM EXTENSÃO E ABDUÇÃO

FIGURA 19

Como acabamos de ver, os músculos que promovem a abdução e a extensão do polegar colaboram também com a extensão do punho e todos eles promovem desvio radial e, portanto, alongamento e tensionamento dos ulnares.

Enquanto o primeiro metacarpiano é afastado do eixo médio da mão pela ação dos músculos longos do polegar já citados, o quinto também tende a se afastar do eixo médio da mão pelo tensionamento do extensor ulnar e do flexor ulnar do carpo, que se inserem na base desse osso, um anterior, outro posteriormente a ele. Este último prolonga-se pelo adutor do quinto dedo que, saindo do pisiforme, onde também se insere, vai terminar sobre a base da primeira falange do quinto dedo (Figura 20). Esse dedo, como o polegar, tende então a afastar-se dos demais e os metacarpianos são todos puxados concomitantemente para dentro e para fora. Entre cada um existem músculos estruturados de forma que unem dois metacarpianos vizinhos, os interósseos dorsais. Se eles tendem a se afastar, os interósseos reagem aproximando-os. Isso cria um tensionamento que, ao invés de afastar, aproxima ainda mais os metacarpianos, construindo a abóbada da mão, base para a preensão.

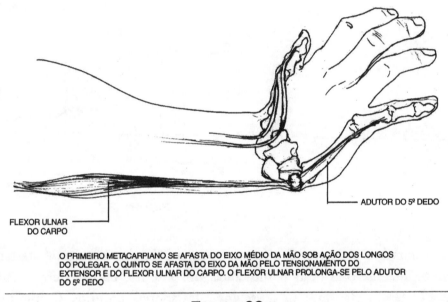

O PRIMEIRO METACARPIANO SE AFASTA DO EIXO MÉDIO DA MÃO SOB AÇÃO DOS LONGOS DO POLEGAR. O QUINTO SE AFASTA DO EIXO DA MÃO PELO TENSIONAMENTO DO EXTENSOR E DO FLEXOR ULNAR DO CARPO. O FLEXOR ULNAR PROLONGA-SE PELO ADUTOR DO 5º DEDO

FIGURA 20

ANATOMIA E FUNÇÃO DOS INTERÓSSEOS DORSAIS

Os interósseos dorsais são pequenos músculos peniformes (Figura 21), formados por curtas fibras musculares que, partindo das faces laterais de dois metacarpianos vizinhos, dirigem-se para um tendão central que distalmente apresenta várias inserções (Figura 22):

- a primeira na base da primeira falange;

- a segunda contorna a mesma falange e une-se às fibras do interósseo palmar vizinho, formando a correia dorsal dos interósseos;
- a terceira no bordo do extensor comum dos dedos na primeira falange. Do lado oposto o interósseo palmar correspondente insere-se da mesma forma.
- a quarta no bordo do extensor comum dos dedos na segunda falange. Do lado oposto o interósseo palmar correspondente insere-se da mesma forma.

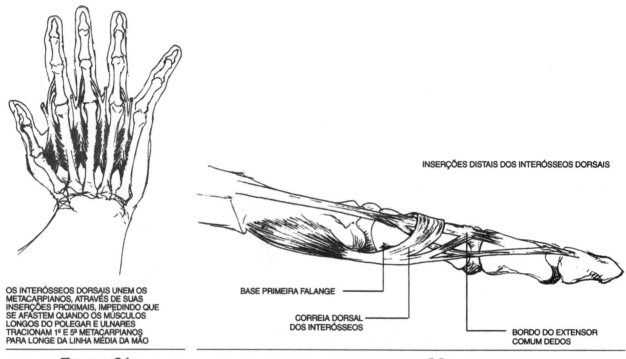

FIGURA 21

FIGURA 22

Os interósseos dorsais são quatro. Sua função, com a primeira inserção, é afastar os dedos. O dedo médio, recebendo inserções de dois músculos, um interno, outro externo, não se move. O anular e o indicador têm, cada um, seus músculos "afastadores" próprios. O mínimo e o polegar contam com abdutores próprios para a ação (Figura 23).

Os interósseos palmares também são quatro (Figura 24), mas são semipeniformes, isto é, suas curtas fibras correm para um longo tendão de um só lado, o de suas inserções no metacarpiano e na base da primeira falange correspondente. As demais inserções são simétricas às dos interósseos dorsais. Sua função, com a primeira inserção, é aproximar os dedos. Por isso ao dedo médio não se destina nenhum interósseo palmar. Ao se fecharem, os outros quatro dedos o imobilizam no centro.

Ao agirem ao mesmo tempo, os palmares e os dorsais provocam, por meio da primeira inserção e da correia dorsal, uma flexão da articulação metacarpofalangiana; com as demais inserções sobre o extensor comum, uma extensão da primeira falange sobre a segunda e da segunda sobre a terceira (Figura 25).

As inserções bilaterais nos interósseos dorsais fazem com que dois ossos vizinhos se encontrem unidos por curtas fibras musculares que, ao serem tensionadas pelo afastamento do primeiro e quinto metacarpianos conforme já descrito, reajam e, por reflexo miotático direto, tentem impedir tal afastamento, formando a abóbada da mão, estruturando-a para a função de preensão que sempre requererá força e/ou precisão (Figura 21).

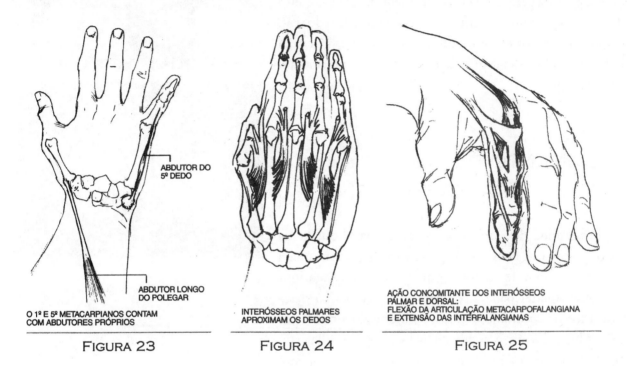

FIGURA 23 — O 1º E 5º METACARPIANOS CONTAM COM ABDUTORES PRÓPRIOS (ABDUTOR DO 5º DEDO; ABDUTOR LONGO DO POLEGAR)

FIGURA 24 — INTERÓSSEOS PALMARES APROXIMAM OS DEDOS

FIGURA 25 — AÇÃO CONCOMITANTE DOS INTERÓSSEOS PALMAR E DORSAL: FLEXÃO DA ARTICULAÇÃO METACARPOFALANGIANA E EXTENSÃO DAS INTERFALANGIANAS

TENSIONAMENTO OMBRO-MÃO

Fica assim evidente que a formação da abóbada da mão depende:

- do bom posicionamento da escápula, que permite um bom apoio do úmero sobre ela;
- da conseqüente rotação interna da cabeça umeral, que é provocada pela ação do bíceps longo;
- da transmissão de tensão flexora ao antebraço pelo mesmo músculo;
- da indução da ação da mão, sempre associada a uma centralização, que a retira de seu natural desvio ulnar;
- da conseqüente formação da abóbada da mão, necessária para movimentos manuais de força e precisão, capazes de desenvolver sua musculatura própria.

Assim, se o ombro se encontra elevado, enrolado, apoiado sobre um tronco em cifose, incapaz de um bom posicionamento, a mão não é capaz de exercer força. Sua forma pode chegar a ser até a de uma pessoa portadora de paralisia. As ilustrações a seguir são obtidas a partir de fotos de uma paciente adolescente, sem problemas neurológicos. A primeira (Figura 26A) mostra sua mão esquerda antes de uma terapia postural. A segunda, a mesma mão após um ano, quando sua postura geral ainda requeria melhoras, mas o efeito da terapia corporal com ênfase no endireitamento do tronco, encaixe escapular e na rotação interna de úmero já havia alterado a anatomia da mão de forma espetacular (Figura 26B).

Movimento de flexão total — Trazer para si

Acabamos de estudar a formação da abóbada da mão, posição na qual o polegar se encontra pronto para fechar em torno de qualquer objeto, exercendo sua função mais aperfeiçoada, a oposição. Se o objetivo dessa pinça for trazer o objeto para si, em direção à boca, por exemplo, o bíceps é auxiliado pelo braquiorradial (Figura 27A), capaz de tirar o antebraço de uma pronação completa e supiná-lo até uma posição intermediária, entre pronação e supinação. O bíceps recebe ajuda ainda do supinador (Figura 27B).

Os bíceps braquial e supinador inserem-se de um lado e de outro da extremidade superior do rádio. Tomando como ponto fixo úmero e ulna, conseguem "desenrolar" o rádio de uma posição de completa pronação para uma supinação. Essas trações moldam uma "curvatura supinadora" no rádio (Figura 28). Ao se inserir na dobra do cotovelo, o bíceps envia um forte tendão ao rádio e uma lâmina tendinosa, a expansão aponeurótica do bíceps, para a aponeurose dos músculos epicondilianos mediais (Figura 29) que, como já vimos, são flexores do punho. Na situação de flexão do cotovelo com braço em supino, tal expansão tensionará esses músculos, o que favorece a flexão do punho (Figura 30).

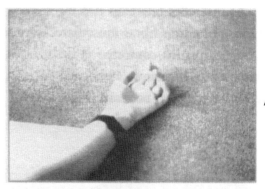

FIGURA 26

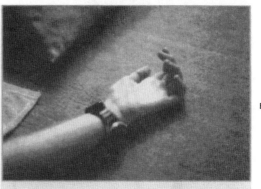

FIGURA 27

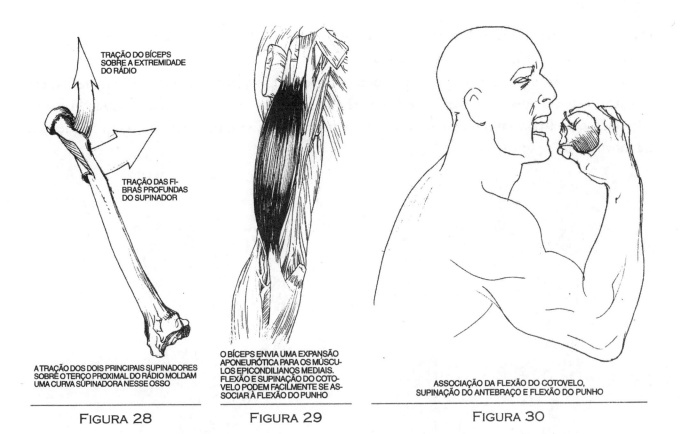

FIGURA 28   FIGURA 29   FIGURA 30

MOVIMENTO DE EXTENSÃO TOTAL – BUSCAR (Figura 31A)

No tópico "Movimento escapuloumeral", vimos que a extensão resulta da rotação externa–adução da cabeça umeral, guiada pela porção longa do tríceps, antagonista da porção longa do bíceps, condutora da flexão.

Quando a unidade de coordenação braço se estende, o movimento pode ser apenas um retorno à posição inicial, de relaxamento, ou um movimento com intenção de preensão, em busca de um objeto a ser tomado pela unidade de coordenação mão. Nesse caso, a extensão do cotovelo continua a ser assegurada pelo tríceps, que puxa a ulna pelo olecrano e o antebraço posiciona-se em posição de função, que corresponde à pronação e ao punho em extensão. A pronação é assegurada se o braço partir de uma supinação pelo braquiorradial até a posição intermediária entre supinação e pronação (Figura 31B) e pelo pronador redondo.

A extensão, como já vimos, é função dos epicondilianos laterais e dos músculos dorsais longos do polegar, todos oblíquos de inserção distal radial (Figura 32). Assim, quando o polegar se abre, com a intenção de abrir a pinça que vai prender determinado objeto, o punho sai de seu habitual desvio ulnar, centraliza-se e entra em extensão, funções sinérgicas, como já estudado no tópico "Construção da preensão". Quando a mão é direcionada para um objeto, ela se posiciona para a preensão. O antebraço coloca-se em pronação, isto é, com a palma voltada para o objeto, o punho em extensão e o polegar em extensão e abdução.

Uma vez executada a preensão, a mão pode girar em supino para que o objeto seja trazido em direção aos olhos ou à boca, conforme já descrito, ou o objeto pode ser puxado realizando-se um movimento de flexão com o antebraço mantido em prono. Este último trata-se, com freqüência, de movimento de força.

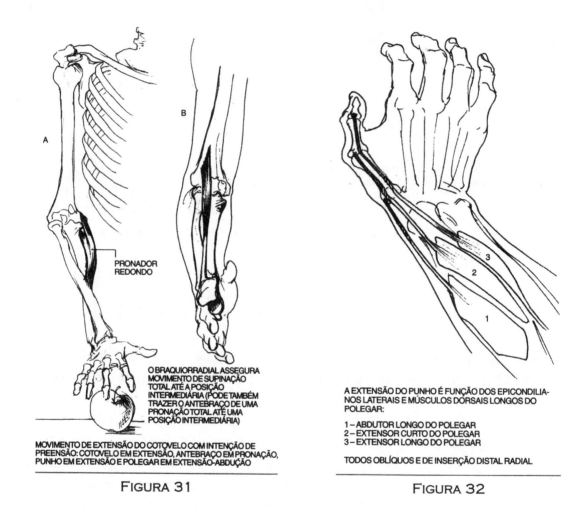

FIGURA 31

FIGURA 32

Movimento de flexão do antebraço em pronação

É o movimento que se executa ao puxar uma gaveta, por exemplo (Figura 33).

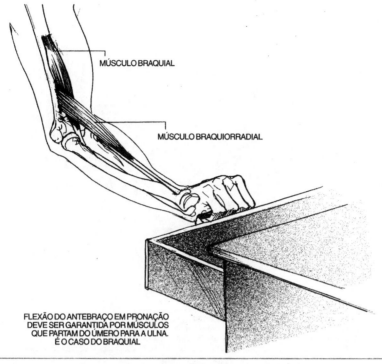

FIGURA 33

A extensão do punho foi garantida, como vimos, pelos músculos radiais, e a pronação, pelo braquiorradial e pronador redondo quando se colocam o antebraço e a mão em posição de função, quando há "intenção" de executar a preensão. Para que, após a preensão, o cotovelo possa fletir sem entrar em supino, o bíceps braquial deve ter sua ação rebaixada e ela tem de ser executada por músculos que partam do úmero em direção à ulna. É o caso do braquial. Tente puxar uma gaveta trancada palpando a região do bíceps braquial com a mão em supino. O músculo entra em forte contração. Em seguida, faça o mesmo movimento com a mão em prono; ele permanece relaxado.

MOVIMENTO DE EXTENSÃO DO ANTEBRAÇO EM SUPINO

É o movimento da súplica.

O cotovelo estende-se, mas o úmero deve permanecer em flexão (Figura 34A). A extremidade distal da unidade de coordenação braço gira totalmente para fora: os músculos dorsais longos do polegar e supinador encontram-se em contração máxima, opondo-se à tendência da extremidade proximal, que deve permanecer em rotação interna. Se ela não o fizer, o cotovelo se apresentará em valgo (Figura 34B).

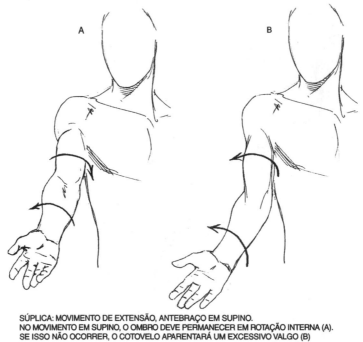

SÚPLICA: MOVIMENTO DE EXTENSÃO, ANTEBRAÇO EM SUPINO.
NO MOVIMENTO EM SUPINO, O OMBRO DEVE PERMANECER EM ROTAÇÃO INTERNA (A).
SE ISSO NÃO OCORRER, O COTOVELO APARENTARÁ UM EXCESSIVO VALGO (B)

FIGURA 34

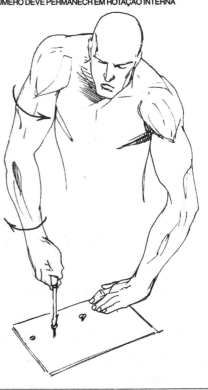

PARAFUSAR É DOS MOVIMENTOS MAIS DIFÍCEIS DE SEREM ADEQUADAMENTE EXECUTADOS. A MÃO GIRA EM ROTAÇÃO EXTERNA CONTRA RESISTÊNCIA, ENQUANTO A CABEÇA DO ÚMERO DEVE PERMANECR EM ROTAÇÃO INTERNA

FIGURA 35

Por motivos estruturais, já vimos que quando o braço se encontra pendente, o antebraço apresenta certo valgo (a crista longitudinal da incisura troclear é oblíqua). No entanto, se este for excessivo, é provável que isso se deva a um ombro bastante elevado que impede que ações de força do membro superior sejam exercidas com o ombro em adequada rotação interna.

Uma das coisas mais difíceis para a adequada função do membro superior é a manutenção da rotação interna proximal, enquanto a mão gira em supino contra uma resistência, como é o caso de parafusar com uma chave de fenda, por exemplo (Figura 35). Permitir nessa situação que a cabeça umeral escape em rotação externa é perder a âncora da mão, perder força e provocar tensões capsuloligamentares e atritos desnecessários entre extremidades ósseas na região do ombro. Aí se encontram as origens das lesões por esforços repetitivos, das síndromes de impacto etc.

Movimento básico de flexão do membro superior com força

Encaixe escapular transforma extensão do tronco em flexão do membro superior. Se elevarmos o braço com "intenção" de força, constataremos duas coisas:

- se palparmos o peitoral maior ou o grande dorsal, sentiremos que ambos se contraem fortemente;
- se colocarmos a ponta dos dedos na região entre deltóide anterior e médio, perceberemos que a cabeça umeral desaparece, afundando em direção à glenóide ao nos aproximarmos de 90°.

Peitoral maior e grande dorsal são músculos potentes, de extensas origens em forma de leque, tomadas no tronco e na pelve, que concentram suas linhas de tração em inserções na região da goteira bicipital. Além deles, o redondo maior, partindo da escápula, também se insere na goteira bicipital. Temos, portanto, três músculos potentes rotadores internos e adutores, sem correspondência no grupo rotador externo ou abdutor. A razão parece ser precisamente esta: quando se realiza uma ação de força, contra resistência, é necessário que a cabeça umeral seja fortemente mantida em rotação interna.

Ao encaixar voluntariamente a escápula, sentimos que há uma tendência natural à rotação interna da cabeça umeral. O motivo parece ser que esses potentes músculos são automaticamente acionados: o peitoral maior puxa em flexão, o grande dorsal em extensão, e ambos puxam em rotação interna que se manifesta desde os primeiros graus de flexão da escapuloumeral (Figura 36).

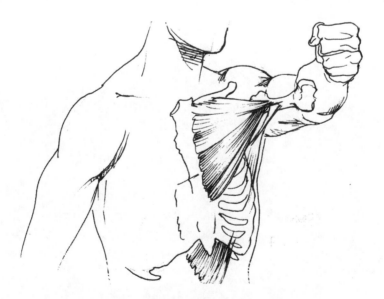

AO SE ELEVAR O MEMBRO SUPERIOR COM FORÇA, A PALPAÇÃO DO PEITORAL MAIOR E GRANDE DORSAL CONSTATA QUE AMBOS SE CONTRAEM FORTEMENTE. A AÇÃO DESSES POTENTES MÚSCULOS DURANTE A FLEXÃO PODE EXPLICAR A NATURAL TENDÊNCIA À ROTAÇÃO INTERNA DA CABEÇA UMERAL

Figura 36

8

A Unidade de Coordenação Mão

Esta é uma unidade de enrolamento. Aqui a biomecânica que estudaremos é:
- a estrutura: unidade de coordenação esférica traduzida pela abóbada;
- a dinâmica: flexo-extensão, prono-supinação e oposição – síntese dos dois movimentos anteriores.

Elementos constituintes da unidade de coordenação mão

Elementos esféricos rotacionais

- Cabeça do primeiro metacarpiano.
- Cabeça do quinto metacarpiano (Figura 1).

Articulação intermediária de flexo-extensão

Não existem articulações intermediárias. Os dois elementos rotacionais são reunidos pelas cabeças do segundo, terceiro, quarto

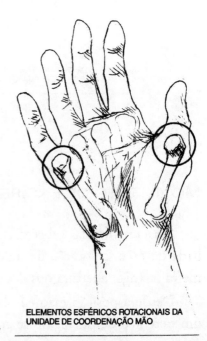

ELEMENTOS ESFÉRICOS ROTACIONAIS DA UNIDADE DE COORDENAÇÃO MÃO

FIGURA 1

metacarpianos, mais ou menos como ocorre na unidade de coordenação tronco: as vértebras reúnem os elementos rotacionais abóbada esfenoidiana e abóbada pélvica.

MOVIMENTO DE ENROLAMENTO

Aproximação das cabeças do primeiro e quinto metacarpianos, aumentando a curvatura da abóbada da mão ou seu enrolamento, flexão da primeira falange, aproximação dos dedos (Figura 2).

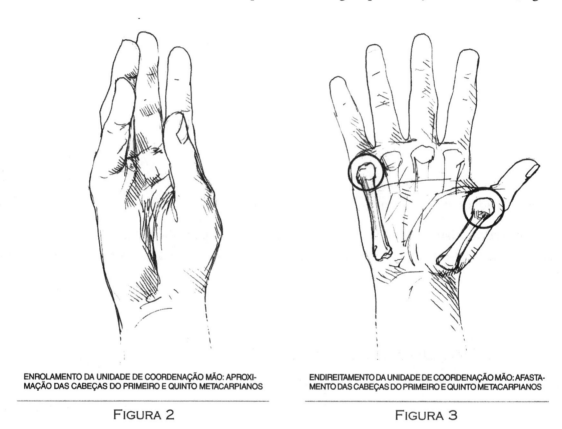

ENROLAMENTO DA UNIDADE DE COORDENAÇÃO MÃO: APROXIMAÇÃO DAS CABEÇAS DO PRIMEIRO E QUINTO METACARPIANOS

FIGURA 2

ENDIREITAMENTO DA UNIDADE DE COORDENAÇÃO MÃO: AFASTAMENTO DAS CABEÇAS DO PRIMEIRO E QUINTO METACARPIANOS

FIGURA 3

MOVIMENTO DE ENDIREITAMENTO

Afastamento das cabeças do primeiro e quinto metacarpianos, reduzindo a curvatura da abóbada da mão, colocação de todos os metacarpianos em um só plano, diminuição da flexão da primeira falange, abertura dos dedos (Figura 3).

Desde a posição mão enrolada pelos interósseos palmares até mão espalmada, tudo ocorre em um percurso de flexão. Ao se aproximarem da posição mão espalmada, ou extensão, os interósseos palmares opõem-se aos extensores e mantêm constante a abóbada da mão (Figuras 4A, 4B).

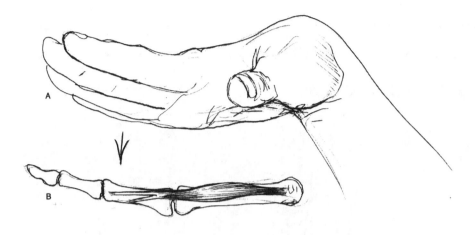

EM EXTENSÃO, OS INTERÓSSEOS PALMARES SE OPÕEM AOS EXTENSORES E MANTÊM CONSTANTE A ABÓBADA DA MÃO

FIGURA 4

MOVIMENTO DE TORÇÃO

Flexão do quinto metacarpiano, extensão do primeiro metacarpiano (Figura 5).

MÚSCULOS CONDUTORES DA APROXIMAÇÃO DAS CABEÇAS DO PRIMEIRO E QUINTO METACARPIANOS

Interósseos palmares (Figuras 6A, 6B).

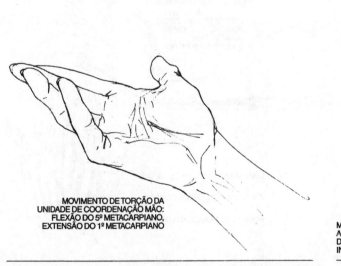

MOVIMENTO DE TORÇÃO DA UNIDADE DE COORDENAÇÃO MÃO: FLEXÃO DO 5º METACARPIANO, EXTENSÃO DO 1º METACARPIANO

FIGURA 5

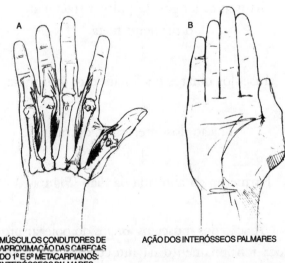

MÚSCULOS CONDUTORES DE APROXIMAÇÃO DAS CABEÇAS DO 1º E 5º METACARPIANOS: INTERÓSSEOS PALMARES

AÇÃO DOS INTERÓSSEOS PALMARES

FIGURA 6

Músculos condutores do afastamento das cabeças do primeiro e quinto metacarpianos

Interósseos dorsais (Figuras 7A, 7B).

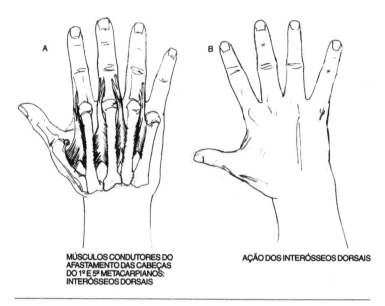

FIGURA 7

Função dos músculos ulnares

Músculos longos do polegar tracionam o primeiro meta
↓
Músculos ulnares tracionam o quinto meta
↓
Tração dos interósseos dorsais
↓
Formação da abóbada da mão (Figura 8)

A ação dos músculos longos do polegar provoca tensionamento na musculatura ulnar devido à forma oblíqua da articulação entre face distal do rádio e carpo (Figura 9).

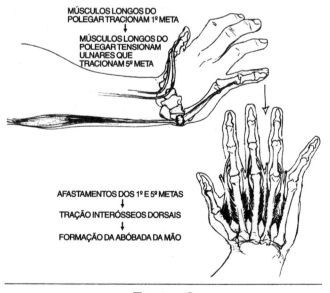

FIGURA 8

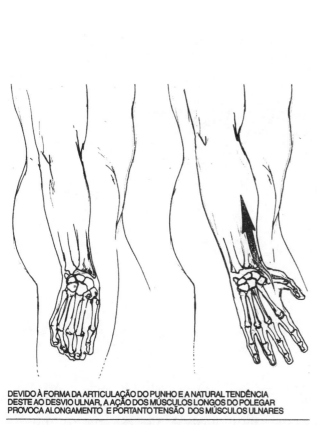

DEVIDO À FORMA DA ARTICULAÇÃO DO PUNHO E A NATURAL TENDÊNCIA DESTE AO DESVIO ULNAR, A AÇÃO DOS MÚSCULOS LONGOS DO POLEGAR PROVOCA ALONGAMENTO E PORTANTO TENSÃO DOS MÚSCULOS ULNARES

FIGURA 9

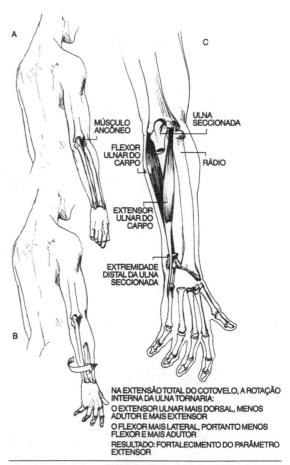

NA EXTENSÃO TOTAL DO COTOVELO, A ROTAÇÃO INTERNA DA ULNA TORNARIA:
O EXTENSOR ULNAR MAIS DORSAL, MENOS ADUTOR E MAIS EXTENSOR
O FLEXOR MAIS LATERAL, PORTANTO MENOS FLEXOR E MAIS ADUTOR
RESULTADO: FORTALECIMENTO DO PARÂMETRO EXTENSOR

FIGURA 10

Na extensão total a ulna gira internamente devido ao músculo ancôneo. Trata-se de um músculo extensor oblíquo que sai do epicôndilo lateral do úmero e segue para dentro, para baixo e para trás, indo inserir-se sobre a ulna. Trata-se, portanto, de um extensor, abdutor, rotador interno desse osso em uma extensão total (Figuras 10A, 10B).

Na extensão total do cotovelo, a rotação interna da ulna tornaria o extensor do ulnar do carpo mais dorsal, portanto, menos abdutor e mais extensor; o flexor ulnar do carpo mais lateral, portanto, menos flexor e mais abdutor (Figura 10C). O resultado é um fortalecimento do parâmetro extensor.

O flexor ulnar do carpo em seu parâmetro abdutor é revezado no pisiforme pelo abdutor do quinto dedo, que prolonga seu trabalho provocando abdução-flexão do dedo mínimo.

Na flexão o trabalho dos ulnares decorre da pronação do rádio.

Os músculos longos do polegar atravessam a face dorsal da extremidade inferior do rádio inserindo-se no primeiro meta. Os oblíquos puxam a mão em flexão dorsal-desvio radial (Figura 11). A extremidade proximal do primeiro meta é puxada para trás em direção à ulna. A extremidade inferior do rádio é empurrada para a frente.

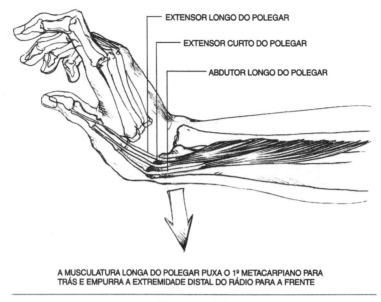

A MUSCULATURA LONGA DO POLEGAR PUXA O 1º METACARPIANO PARA TRÁS E EMPURRA A EXTREMIDADE DISTAL DO RÁDIO PARA A FRENTE

FIGURA 11

Círculo palmar

Os grupos musculares radial e ulnar devem encontrar na mão uma ação antagonista. Os músculos da eminência tênar equilibram o grupo radial, os músculos longos do polegar, enquanto os da eminência hipotênar equilibram o grupo ulnar.

A estrutura da palma da mão é circular, formada pelas eminências tênar, hipotênar e pela cabeça dos metacarpianos (Figura 12).

Diminuir o círculo é (Figura 13):

- aumentar o enrolamento;
- aproximar a cabeça do primeiro e quinto metas;
- aproximar os dedos.

Aumentar o círculo é (Figura 14):

- desfazer o enrolamento;
- afastar as cabeças do primeiro e quinto metas;
- afastar os dedos.

Ao se oporem aos músculos longos que se inserem nos primeiro e quinto metas, os mús-

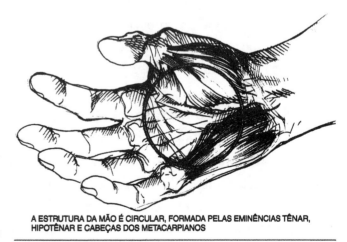

A ESTRUTURA DA MÃO É CIRCULAR, FORMADA PELAS EMINÊNCIAS TÊNAR, HIPOTÊNAR E CABEÇAS DOS METACARPIANOS

FIGURA 12

culos que formam o círculo palmar tensionam-se, moldam a estrutura do círculo e desencadeiam o movimento. Levado às últimas conseqüências, o aumento do círculo conduz à colocação do corpo de todos os metacarpianos no mesmo plano.

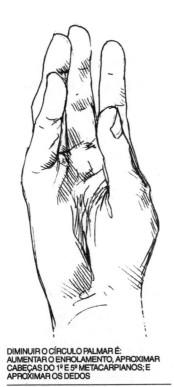

DIMINUIR O CÍRCULO PALMAR É: AUMENTAR O ENROLAMENTO, APROXIMAR CABEÇAS DO 1º E 5º METACARPIANOS; E APROXIMAR OS DEDOS

FIGURA 13

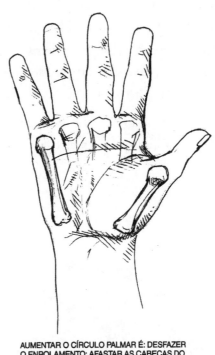

AUMENTAR O CÍRCULO PALMAR É: DESFAZER O ENROLAMENTO; AFASTAR AS CABEÇAS DO 1º E 5º METAS; E AFASTAR OS DEDOS

FIGURA 14

Quando o círculo se fecha, os metacarpianos saem do mesmo plano e posicionam-se como se estivessem contornando uma forma cilíndrica. A cabeça dos quatro últimos metas permanecem em um único plano. Como o primeiro meta é menor, sua cabeça permanece recuada em relação aos demais (Figura 15A). Quando o estreitamento do círculo chega ao máximo, o polegar avança, os demais dedos recuam e a cabeça de todos os metacarpianos passam a se situar em um único plano (Figura 15B). Isso vem a ser a base do movimento mais nobre e útil do homem, a oposição.

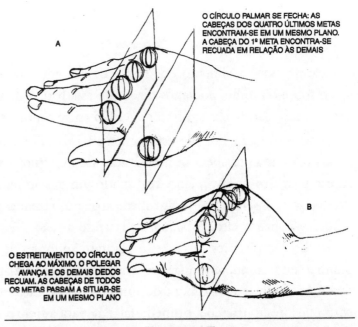

O CÍRCULO PALMAR SE FECHA: AS CABEÇAS DOS QUATRO ÚLTIMOS METAS ENCONTRAM-SE EM UM MESMO PLANO. A CABEÇA DO 1º META ENCONTRA-SE RECUADA EM RELAÇÃO ÀS DEMAIS

O ESTREITAMENTO DO CÍRCULO CHEGA AO MÁXIMO. O POLEGAR AVANÇA E OS DEMAIS DEDOS RECUAM. AS CABEÇAS DE TODOS OS METAS PASSAM A SITUAR-SE EM UM MESMO PLANO

FIGURA 15

FLEXO-EXTENSÃO DOS DEDOS

O extensor longo dos dedos e o flexor longo dos dedos localizam-se no antebraço, atravessam o punho, as articulações metacarpofalangianas e interfalangianas e inserem-se na extremidade distal dos dedos. O polegar tem músculos próprios que percorrem o mesmo caminho.

Assim, a flexão do punho alonga o extensor longo dos dedos que traciona todas as falanges colocando-as em extensão. A extensão do punho alonga o flexor longo dos dedos que traciona todas as falanges colocando-as em flexão (Figuras 16A, 16B).

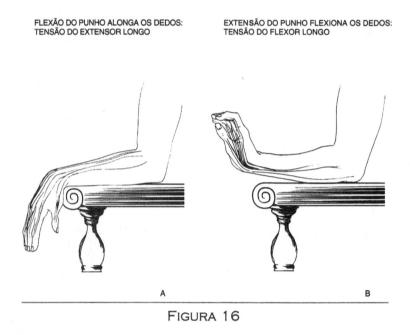

FIGURA 16

Como esse movimento dos dedos ocorre em função dos músculos situados no antebraço que agem sobre o punho, podemos dizer que essa forma de flexo-extensão dos dedos se relaciona com a cadeia muscular de transmissão de tensão entre ombro e mão.

Por outro lado, quando estudamos a unidade de coordenação braço, vimos que a formação da abóbada da mão também se deve à ação de músculos do antebraço, os longos do polegar. Eles puxam o primeiro metacarpiano, realizando um desvio radial da mão, o que aumenta a tensão dos ulnares que se inserem no quinto metacarpiano, fazendo-os puxar esse osso em sentido inverso. Isso tenderia a abrir o círculo palmar achatando a mão. Mas os interósseos dorsais, em forma de pena, cujas fibras musculares curtas se implantam ao longo de um tendão central reunindo cada metacarpiano a seu vizinho, tensionam-se e impedem que haja abertura do círculo palmar. À medida que os dedos se abrem e aproximam de um percurso de extensão, os interósseos palmares passam a agir como flexores, puxando a primeira falange para a frente, ajudando a garantir a estrutura em abóbada da mão (Figuras 17A, 17B e 17C).

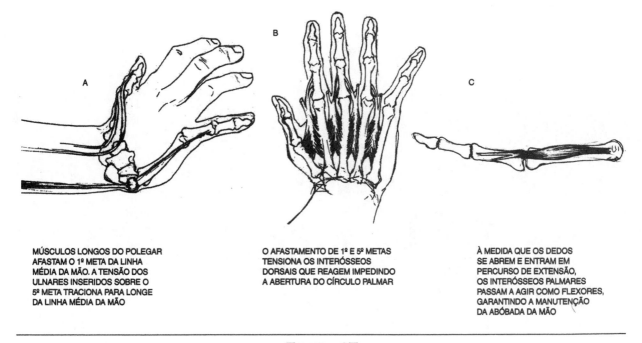

MÚSCULOS LONGOS DO POLEGAR AFASTAM O 1º META DA LINHA MÉDIA DA MÃO. A TENSÃO DOS ULNARES INSERIDOS SOBRE O 5º META TRACIONA PARA LONGE DA LINHA MÉDIA DA MÃO

O AFASTAMENTO DE 1º E 5º METAS TENSIONA OS INTERÓSSEOS DORSAIS QUE REAGEM IMPEDINDO A ABERTURA DO CÍRCULO PALMAR

À MEDIDA QUE OS DEDOS SE ABREM E ENTRAM EM PERCURSO DE EXTENSÃO, OS INTERÓSSEOS PALMARES PASSAM A AGIR COMO FLEXORES, GARANTINDO A MANUTENÇÃO DA ABÓBADA DA MÃO

FIGURA 17

Aos extensores e flexores dos dedos cabe a movimentação própria das últimas falanges, cuja sutileza e precisão necessitam também da concorrência dos músculos das eminências tênar e hipotênar, além, como já vimos, da adequada estruturação do círculo palmar.

PRONO-SUPINAÇÃO

É um movimento que leva a uma torção do círculo palmar porque o primeiro e o quinto metacarpianos realizam movimentos inversos: um vai para extensão-adução, o outro para flexão-abdução.

Partindo da posição cotovelo 90°, antebraço intermediário entre prono-supinação, mão alinhada em relação ao antebraço, abóbada estruturada, se os músculos longos do polegar o levarem para uma extensão e um afastamento da linha média da mão, o antebraço inicia a supinação e provoca aumento de tônus do flexor ulnar do carpo e dos músculos hipotênares, levando o quinto metacarpiano a fletir e aproximar-se da linha média da mão. O quinto dedo acompanha o movimento, o círculo palmar se torce. Vemos, então, inscrito na mão, o movimento de supinação do antebraço (Figuras 18A, 18B).

Se mantivermos o antebraço em pronação, o mecanismo de torção do círculo palmar garantido pelos músculos das eminências tênar e hipotênar, além dos interósseos, provoca um movimento de prono-supinação dos dedos: eles giram em "pronação" se a tensão predominar na eminência tênar do polegar e em "supinação", se predominar na eminência hipotênar do mínimo (Figuras 19A, 19B).

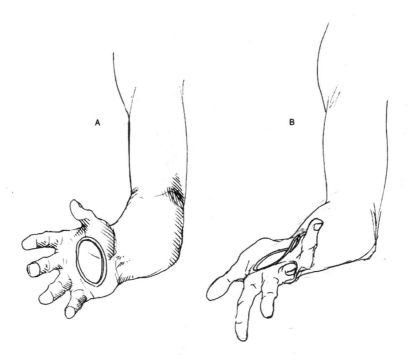

MEDIANTE A MODIFICAÇÃO DO CÍRCULO PALMAR, VEMOS INSCRITO NA MÃO O MOVIMENTO DE SUPINAÇÃO DO ANTEBRAÇO

FIGURA 18

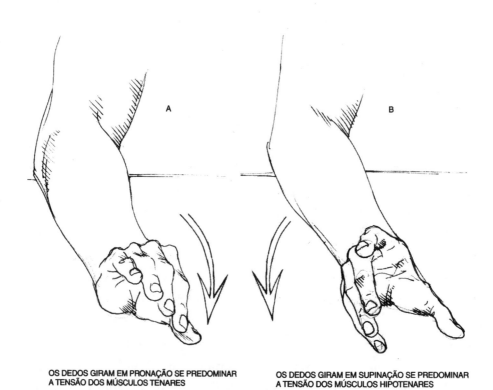

OS DEDOS GIRAM EM PRONAÇÃO SE PREDOMINAR A TENSÃO DOS MÚSCULOS TENARES

OS DEDOS GIRAM EM SUPINAÇÃO SE PREDOMINAR A TENSÃO DOS MÚSCULOS HIPOTENARES

FIGURA 19

Construção da oposição

Como já exaustivamente discutido, a abóbada da mão é garantida pela ação dos longos do polegar de um lado, ulnares do outro.

Ao se oporem à tração exercida sobre eles pelos anteriores, os músculos tênares e hipotênares estruturam, delimitam o círculo da palma. O aumento de tensão dos músculos dessas duas regiões estreita o círculo palmar. O aumento de tensão dos extensores do punho faz o polegar avançar e os outros quatro dedos recuar: a ponta de todos os dedos posicionam-se em um só plano.

A posição de oposição é complementada pelo mecanismo de "supinação" dos dedos, em que, com o aumento de tônus da eminência hipotênar para dentro, o mínimo e sucessivamente o anular, o médio e o indicador, giram para fora colocando-se diante da falange distal do polegar (Figuras 20A, 20B, 20C, 20D).

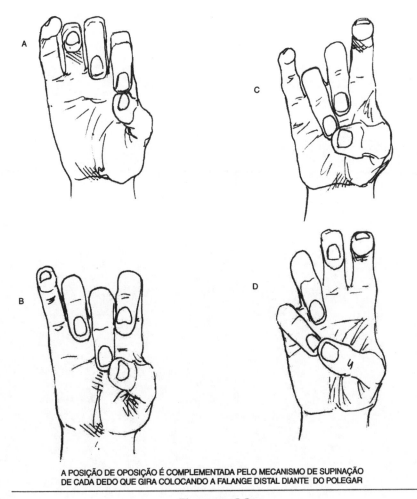

A POSIÇÃO DE OPOSIÇÃO É COMPLEMENTADA PELO MECANISMO DE SUPINAÇÃO DE CADA DEDO QUE GIRA COLOCANDO A FALANGE DISTAL DIANTE DO POLEGAR

FIGURA 20

Parte IV

Membro Inferior

9. A unidade de coordenação ilíaca

10. A unidade de coordenação perna

11. A unidade de coordenação pé

O membro inferior é formado por três unidades de coordenação:

- uma de enrolamento: a unidade pé;
- duas outras transicionais: a unidade ilíaca e a unidade perna.

A unidade de enrolamento pé recebe o movimento de flexão originado na unidade de enrolamento tronco para o movimento de deambulação. Quando o membro inferior lançado para a frente se estende e toca o chão, a extensão, apesar de apoiar-se no tronco, parte do pé que dirige, assim, o movimento.

A unidade transicional perna transmite movimento entre as duas unidades de enrolamento tronco e pé.

As duas unidades transicionais ilíacas fazem parte da unidade tronco e ao mesmo tempo são, cada uma delas, uma unidade em si. Temos de fazer certo esforço de abstração para aceitar um osso único como um conjunto que contém dois elementos esféricos, um elemento intermediário de flexo-extensão, um sistema muscular condutor etc.

9

A Unidade de Coordenação Ilíaca

Está compreendida entre a articulação sacroilíaca e o acetábulo.

Os elementos esféricos são ambos côncavos

- o acetábulo de um lado;
- a linha arqueada do outro.

Articulação intermediária de flexo-extensão não existe. No entanto, como a cintura pélvica é um anel fechado formado por elementos pertencentes ao eixo raquidiano (as vértebras sacras) e elementos pertencentes aos membros inferiores (os ossos ilíacos), vemos que estes recebem em todas as circunstâncias trações advindas dos segmentos superiores e inferiores que os solicitam em sentidos opostos de tal forma que não se movem ou o fazem o mínimo possível enquanto tronco e membros realizam movimentos de grande amplitude. Não tendo um elemento articular sobre o qual agir provocando flexo-extensão, provocam uma torção no próprio osso, como uma gravata-borboleta que se torce em torno de uma linha central, materializada nesse caso pela linha arqueada. Observando o osso ilíaco de frente, vemos que púbis e ísquio se posicionam frontalmente, enquanto a asa ilíaca é praticamente sagital (Figura 1).

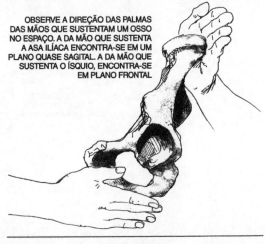

FIGURA 1

Sistema muscular condutor das torções

Na posição ortostática as trações musculares que moldam o osso são as seguintes: acima da linha arqueada os abdominais inseridos ao longo de toda crista ilíaca trazem essa estrutura óssea para a frente (oblíquo interno) e para dentro (transversos e oblíquo externo) (Figura 2A). A tração do retofemoral puxa o ilíaco para baixo e para a frente. O equilíbrio é estabelecido pelos isquiotibiais e adutores inseridos no ísquio (feixe vertical ou superficial do adutor magno e isquiotibiais), atrás do plano frontal que passa pelo centro da articulação coxofemoral que traciona o osso para baixo e para trás (Figura 2B).

Essa torção fica mais evidente se compararmos os planos sagitais (aqui vistos internamente) do osso ilíaco humano e do chimpanzé[10]. Neste, a asa ilíaca é praticamente frontal; no homem, ao ser constantemente tracionada para a frente e para dentro pelos abdominais, expandiu-se em um plano sagital (Figuras 3A, 3B). A tração exercida pelo retofemoral pela retificação do joelho, tração que aumenta muito quando do passo posterior (Figura 4), moldou no ilíaco humano a espinha ilíaca ântero-inferior, ausente no chimpanzé.

A tração exercida pelos isquiotibiais torce o ísquio em sentido inverso, de frente para trás, de tal forma que a partir desse ângulo de visão o forame obturatório passa a ser visível na bacia humana, enquanto no chimpanzé não é.

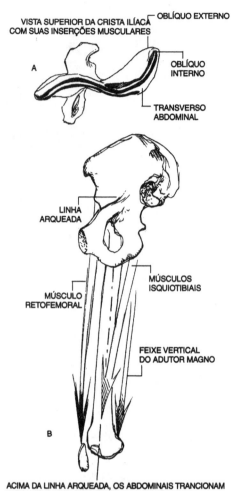

FIGURA 2

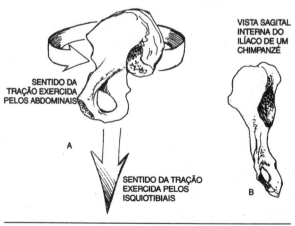

FIGURA 3

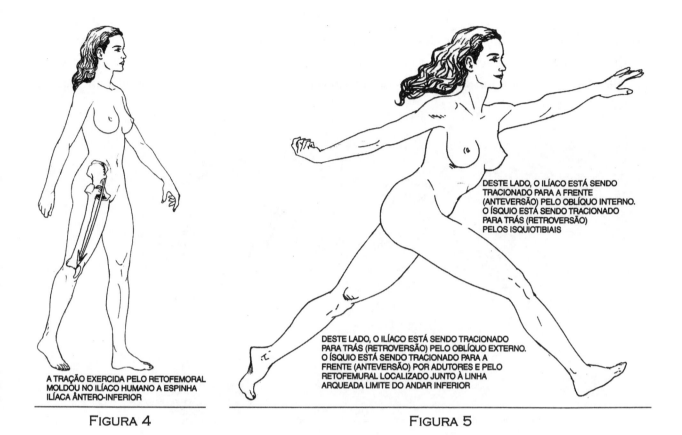

FIGURA 4 — A TRAÇÃO EXERCIDA PELO RETOFEMORAL MOLDOU NO ILÍACO HUMANO A ESPINHA ILÍACA ÂNTERO-INFERIOR

FIGURA 5 — DESTE LADO, O ILÍACO ESTÁ SENDO TRACIONADO PARA A FRENTE (ANTEVERSÃO) PELO OBLÍQUO INTERNO. O ÍSQUIO ESTÁ SENDO TRACIONADO PARA TRÁS (RETROVERSÃO) PELOS ISQUIOTIBIAIS. DESTE LADO, O ILÍACO ESTÁ SENDO TRACIONADO PARA TRÁS (RETROVERSÃO) PELO OBLÍQUO EXTERNO. O ÍSQUIO ESTÁ SENDO TRACIONADO PARA A FRENTE (ANTEVERSÃO) POR ADUTORES E PELO RETOFEMURAL LOCALIZADO JUNTO À LINHA ARQUEADA LIMITE DO ANDAR INFERIOR

Movimento básico da unidade

Seu papel de unidade transicional é transmitir movimento do tronco ao membro inferior na flexão e do membro inferior ao tronco durante a extensão. Em um ou outro caso isso representa torção. A porção inferior do osso é submetida a uma tração em um sentido, enquanto a superior a uma tração em sentido oposto. A cada passo essa tração é inversa no ilíaco direito e esquerdo (Figura 5).

Enrolamento da bacia — Extensão do quadril — Trabalho em posição ortostática

Na posição ortostática normal, o acetábulo não cobre a cabeça femoral completamente (Figura 6A). Quando ocorre um enrolamento da bacia, isto é, uma retroversão pélvica, ele desliza para trás sobre a cabeça femoral, descobrindo-a ainda mais (Figura 6B). Esta posição, observada em plano sagital (Figura 6C), deixa ver que acetábulo, espinha ilíaca ântero-inferior e ísquio colocam-se em uma vertical, o que torna o segmento fêmur-bacia mais estável. É a posição adotada diante da necessidade de realizar um esforço para elevar um peso, por exemplo. Além disso, a espinha ilíaca ântero-inferior traz consigo os feixes musculares que se inserem ao seu redor (por dentro alguns feixes do músculo ilíaco, na frente um dos tendões do músculo retofemoral), o que parece contribuir para estabilizá-la ainda mais.

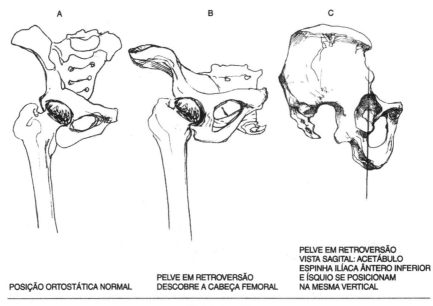

FIGURA 6

Já vimos esse movimento ao estudarmos a unidade de coordenação tronco. Trata-se do enrolamento partindo de baixo, cujos músculos condutores são o elevador do ânus e o reto abdominal (Figura 7A). Ao observarmos esse mesmo movimento a partir do ilíaco e seu encaixe sobre o membro inferior, damo-nos conta de que ele corresponde à extensão do quadril, possibilitada pela ação das fibras do glúteo maior e da porção posterior do glúteo médio e mínimo que se inserem sobre a metade posterior da asa ilíaca externa (Figura 7B). Poderíamos dizer que aqui se resume a biomecânica da bipedestação.

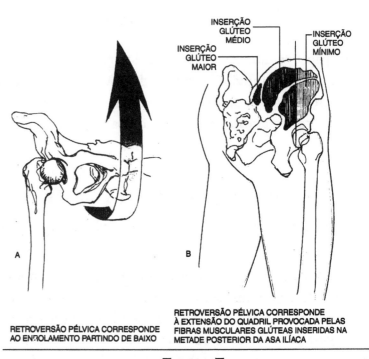

FIGURA 7

Papel dos monoarticulares

Alguns músculos monoarticulares que reúnem unidade ilíaca e fêmur (pertencente à unidade seguinte) ultrapassam a região de encaixe entre as duas unidades (articulação coxofemoral) e transmitem movimento a um ou outro elemento, dependendo de onde se encontra o ponto fixo do movimento considerado. Contudo, seu papel principal não é dinâmico, isto é, de deslocamento das alavancas ósseas em grandes amplitudes, mas estático de controle pélvico e coaptação das superfícies articulares.

Piriforme

Ante a ação da gravidade, a tendência do homem em pé é retornar à quadrupedia. A pelve, portanto, tende à anteversão. Essa tendência é controlada pelos piriformes, que, com ponto fixo sobre o fêmur, mais exatamente na região posterior do trocanter maior, dirigindo-se para cima para dentro e para trás, insere-se sobre a região anterior do sacro (S2-S3-S4) e agindo bilateralmente traciona-o no sentido de uma retroversão, impedindo que a pelve se anteriorize (Figura 8).

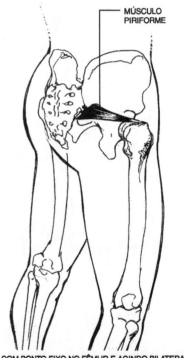

COM PONTO FIXO NO FÊMUR E AGINDO BILATERALMENTE, O PIRIFORME CONTROLA A BÁSCULA ANTERIOR DA PELVE

FIGURA 8

Obturadores

Se observarmos os obturadores em uma bacia colocada na posição quadrúpede, por trás (Figura 9A), vemos o músculo obturador interno saindo da região interna do osso ilíaco, dobrando-se em torno do ísquio para dirigir-se para a frente e para baixo em direção à região posterior do trocanter maior. Essa seria a posição desses músculos no quadrúpede.

A posição bípede fez com que todas as estruturas de união entre acetábulo e fêmur se enrolassem em torno do colo femoral. Uma vista anterior e posterior dos ligamentos coxofemorais mostra isso claramente (Figuras 10A, 10B). Nessa posição bípede, com o giro da pelve, os tendões dos obturadores enrolaram-se em torno do colo do fêmur (Figura 9B), o que os torna coaptadores da cabeça femoral contra o acetábulo.

Quando o membro inferior se encontra em extensão máxima, com o pé ainda apoiado no chão no passo posterior, o trocanter, levado para a frente, faz com que esses tendões se enrolem ainda mais em torno do colo femoral[4]. Os obturadores são ainda mais alongados e a cabeça femoral é firmemente presa contra o acetábulo (Figura 9C).

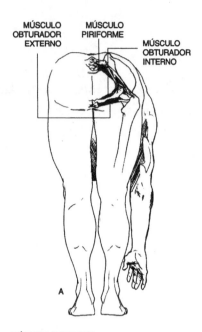
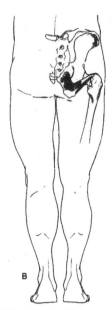
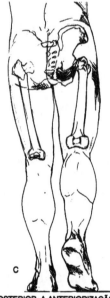
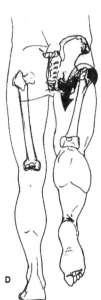

FIGURA 9

No momento em que o pé é elevado do chão, esses músculos tenderão a diminuir sua tensão de alongamento. O trocanter, anteriorizado, é puxado para trás, em direção à espinha ciática, sob a qual o obturador interno está dobrado. Esse é o esboço da flexão do membro inferior (Figura 9D). É

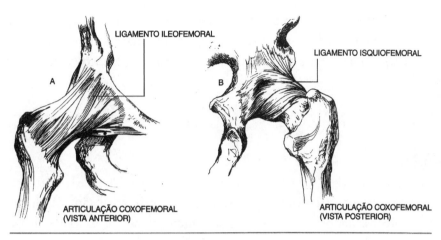

FIGURA 10

nesse momento que ele inicia seu movimento pendular para a frente. Poderíamos dizer que a energia armazenada nos obturadores estirados durante a extensão é devolvida nesse início de flexão, rapidamente ampliada pela ação dos adutores pectíneo e adutor curto, até que o fêmur se encontre em uma flexão de mais ou menos 20° a 25°, quando então o ileopsoas se encontra apto a agir em seu papel de flexor, se necessário. A partir de uma hiperextensão, o ileopsoas não age como flexor. Esse papel é dos adutores.

Dessa forma, pela inversão do ponto fixo, em um único movimento a ação de determinado sistema muscular pode ser transformada de extensora para flexora.

ENROLAMENTO DA BACIA – FLEXÃO DO QUADRIL –TRABALHO EM FASE PENDULAR DA MARCHA

Como já estudamos com o sistema cruzado, o lado do tronco que entra em flexão aproximando costelas e crista ilíaca também leva o osso ilíaco para uma anteversão sob ação do músculo oblíquo interno. Esse movimento prolonga-se pela contração do músculo ilíaco, em conseqüência do psoas, e a seguir pela contração dos músculos que se inserem nas espinhas ilíacas anteriores (retofemoral e sartório), resultando na flexão do quadril.

No entanto, é preciso lembrar que o ilíaco não bascula anteriormente porque o sistema reto, todo o tempo acionado, mantém o enrolamento sempre presente. Porém, deve-se observar também que, desse lado correspondente à flexão, enquanto o oblíquo interno traciona o ilíaco anteriormente, a tensão dos isquiotibiais causada pela flexão da coxofemoral traciona o ísquio em sentido contrário, o que estabiliza o ilíaco (Figura 5).

Do mesmo modo, o membro inferior oposto que se encontra em extensão máxima, com a ponta do pé ainda apoiada no chão, corresponde ao lado do tronco onde o tônus dos extensores aumentou. Aí se inclui o oblíquo externo, que puxa o ilíaco em retroversão, enquanto os adutores que se inserem no ramo pubiano e o retofemoral inserido na espinha ilíaca ântero-inferior, localizada sobre a linha arqueada, divisor da asa ilíaca e do ísquio, equilibram o ilíaco puxando-o em anteversão, o que o estabiliza.

CONCLUSÃO

Tanto os flexores como os extensores monoarticulares no quadril são rotadores externos: obturadores, pectíneo, adutores, ileopsoas, glúteos. Todo movimento da unidade ilíaca organiza-se em um "meio rotador externo". Com o estudo da unidade de coordenação perna analisaremos os movimentos da cabeça femoral e entenderemos as causas.

A unidade ilíaca pertence, portanto, ao tronco e ao membro inferior. Ela tem papéis fundamentais na estática e na dinâmica. Seus músculos são potentes, de organização complexa e delicada. Essas são as razões pelas quais qualquer desequilíbrio biomecânico corporal acaba por ter repercussões nessa região.

10

A Unidade de Coordenação Perna

Elementos constituintes da unidade de coordenação perna

Elementos esféricos rotacionais

- Cabeça femoral.
- Face articular do calcâneo e astrágalo (diante do cubóide e navicular na interlinha de Chopard) (Figura 1).

Articulação intermediária de flexo-extensão

Joelho, onde as rotações dos côndilos femorais e platôs tibiais invertem-se com a rotação automática.

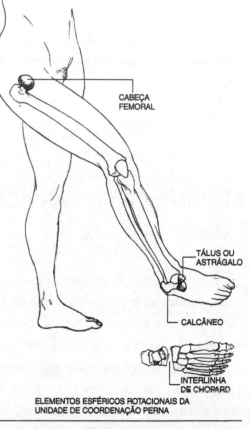

ELEMENTOS ESFÉRICOS ROTACIONAIS DA UNIDADE DE COORDENAÇÃO PERNA

FIGURA 1

Movimento básico da unidade

- Flexão-rotação interna da cabeça femoral acompanhada de flexão do joelho e báscula externa do calcâneo.
- Extensão-rotação externa da cabeça femoral acompanhada de extensão do joelho e báscula interna do calcâneo.

Músculos condutores da flexão

- Músculo psoasilíaco.
- Músculo sartório.
- Músculo tibial anterior.

Músculos condutores da extensão

- Glúteo maior.
- Músculos isquiotibiais.
- Músculo fibular longo e fibular curto.

A função dessa unidade transicional é transmitir movimento da unidade ilíaca ao pé, movimento que se origina no tronco. Em geral, trata-se do movimento recíproco do sistema cruzado cuja função é a marcha. Mais raramente se transmite um movimento simétrico a partir do sistema reto como no salto. A partir do tronco transmite-se a flexão. Uma vez que o pé da perna flexionada toca o chão, parte dele o impulso para a extensão, transmitido ao longo da perna em direção ao tronco.

Movimento da articulação coxofemoral

A cabeça femoral e o acetábulo encontram-se perfeitamente encaixados em uma flexão de 90°. Nessa situação, um corte horizontal mostra que o eixo médio da cavidade acetabular se encontra no prolongamento do eixo médio da cabeça e do colo femoral, apontando para fora e para trás. Nessa posição o recobrimento da cabeça femoral é máximo. Trata-se de uma articulação de quadrúpede (Figuras 2A, 2B, 2C).

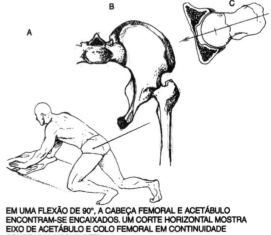

EM UMA FLEXÃO DE 90°, A CABEÇA FEMORAL E ACETÁBULO ENCONTRAM-SE ENCAIXADOS. UM CORTE HORIZONTAL MOSTRA EIXO DE ACETÁBULO E COLO FEMORAL EM CONTINUIDADE SOBRE UMA MESMA RETA

FIGURA 2

Com o endireitamento do ilíaco, o eixo médio da cavidade acetabular tornou-se oblíquo para a frente, não estando mais no prolongamento do eixo do colo e da cabeça femorais, mas formando com ele um ângulo. A cabeça femoral se descobriu. O recobrimento da cabeça femoral diminuiu sensivelmente. O eixo médio da cavidade acetabular forma um ângulo com o eixo da cabeça e colo femoral (Figuras 3A, 3B, 3C).

O eixo do colo femoral forma com o plano frontal um ângulo de cerca de 14° (mais ou menos 7°)[11]. Trata-se do ângulo de anteversão do colo femoral. Quanto maior for esse ângulo, mais a cabeça ficará exposta (Figuras 4A, 4B).

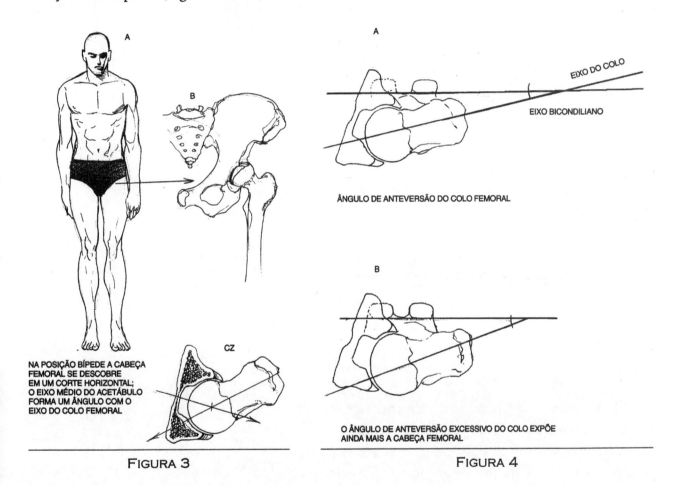

FIGURA 3   FIGURA 4

EXTENSÃO

Vamos construir passo a passo a extensão da cabeça femoral a partir de uma flexão pouco acima de 90°.

Nessa posição inicial a cabeça está perfeitamente coberta (Figura 5A). Após descer cerca de 20° abaixo da horizontal (Figura 5B), a cabeça femoral começa aparecer, girando para fora, rotação que continua até o final do movimento (Figura 5C), enquanto o corpo do osso desce em um movimento pendular sem que se perceba nenhuma rotação dele ou de seus côndilos. Isso desde que o valor do ângulo de anteversão esteja próximo aos valores normais. Se for excessivo, a rotação será visível na extremidade distal do osso e, como já vimos, a cabeça se expõe mais na posição ereta.

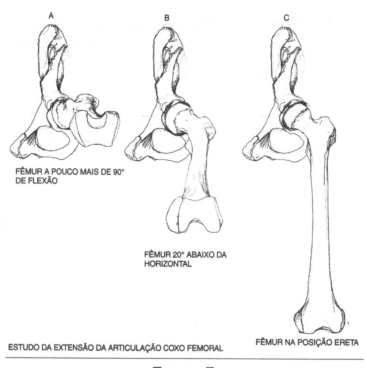

ESTUDO DA EXTENSÃO DA ARTICULAÇÃO COXO FEMORAL

FIGURA 5

O movimento continua a partir da posição ereta. O objetivo é levar o fêmur para uma hiperextensão.

O glúteo máximo e a porção posterior do glúteo médio são responsáveis pelo movimento. Na primeira parte do movimento, sua posição quase horizontal, que envolve posteriormente a articulação, tem um parâmetro de rotação externa importante. À medida que o movimento evolui, o músculo torna-se mais vertical e suas fibras oblíquas de baixo para cima, de fora para dentro, exercem cada vez mais com eficiência seu parâmetro extensor (Figuras 6A, 6B).

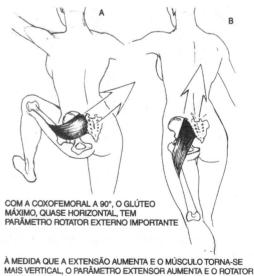

FIGURA 6

FLEXÃO

Ao contrário da extensão, na primeira parte do movimento, da posição ereta à flexão de mais ou menos 70°, a cabeça femoral é levada para dentro, em rotação interna, em virtude da orientação do colo femoral no plano horizontal. O ângulo de anteversão do colo do fêmur desloca a cabeça para a frente. Quanto maior esse ângulo, mais anteriorizada a cabeça femoral. O músculo psoasilíaco desce da região lombar e ilíaca, reúne-se em leque, apóia-se sobre a cabeça e o colo femoral, vai para trás inserindo-se sobre o trocanter menor (Figura 7). Assim, a tração exercida sobre esse ponto póstero-interno traciona a diáfise do osso para a frente e para fora. Durante a contração, porém, o corpo do músculo que se apóia sobre a cabeça e o colo empurra-os para dentro (Figuras 8A, 8B, 8C), sem que distalmente apareça uma rotação interna significativa. No entanto, se o ângulo de anteversão for excessivo, o psoas tem uma saliência maior a ser empurrada para trás, resultando em rotação interna proporcionalmente maior, o que acaba por aparecer na extremidade distal do segmento (Figuras 9A, 9B).

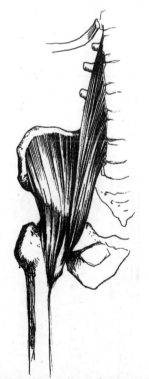

A TRAÇÃO EXERCIDA PELO MÚSCULO PSOASILÍACO TRACIONA A DIÁFISE FEMORAL PARA FORA. APOIANDO-SE SOBRE A CABEÇA E O COLO FEMORAL, O MÚSCULO EMPURRA-OS PARA DENTRO

FIGURA 7

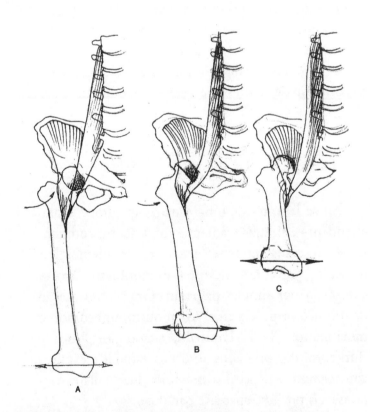

A TRAÇÃO DO MÚSCULO PSOASILÍACO SOBRE O TROCANTER MENOR LEVA O FÊMUR PARA A FRENTE E PARA FORA. DURANTE A SUA CONTRAÇÃO, O MÚSCULO SE APÓIA SOBRE A CABEÇA E O COLO, EMPURRANDO-OS PARA DENTRO. O EIXO BICONDILIANO PERMANECE FRONTAL

FIGURA 8

Dentro de valores de ângulo de anteversão normais (14° + ou - 7°), a rotação interna da cabeça femoral associada à tração em rotação externa da diáfise femoral faz com que os côndilos permaneçam aproximadamente no plano frontal sem rotações aparentes. Assim, o psoasilíaco é rotador externo ou interno? Rotador interno, considerando sua ação sobre a cabeça femoral. Rotador externo, considerando sua ação sobre a diáfise femoral.

Essa disposição anatômica é importante para garantir a estabilidade articular durante a flexão. No homem, bípede, a cabeça femoral encontra-se bastante exposta, com uma superfície pequena de apoio entre acetábulo e fêmur. Se, durante a flexão coxofemoral ocorresse rotação externa, isso representaria um sério risco de luxação.

Assim, em decorrência da presença do ângulo de anteversão, toda e qualquer flexão coxofemoral associa-se à rotação interna. Por isso, todos os músculos flexores e extensores dessa articulação, inclusive o psoasilíaco, têm parâmetros rotadores externos. A rotação interna é estrutural e deve ser equilibrada por ação muscular.

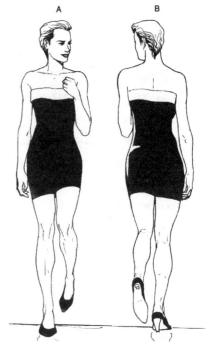

SE O ÂNGULO DE ANTEVERSÃO DO COLO DE FÊMUR FOR EXCESSIVO O MÚSCULO PSOASILÍACO TEM UMA SALIÊNCIA MAIOR A SER EMPURRADA PARA TRÁS, QUE RESULTA EM ROTAÇÃO INTERNA MAIOR, QUE SE EVIDENCIA NA EXTREMIDADE DISTAL DO SEGMENTO

FIGURA 9

PARADOXO DE LOMBARD[11]

Ao se levantar de uma cadeira, quadril e joelho estendem-se simultaneamente por ação concomitante de músculos anteriores extensores (retofemoral) e músculos posteriores flexores (isquiotibiais). Isso se comprova por simples palpação. Ora, como a ação de um não impede a atuação do outro, impedindo o movimento? W. P. Lombard, citado por Rasch e Burke, foi dos primeiros autores a estudar e explicar com clareza o papel dos músculos biarticulares responsáveis por esse aparente paradoxo.

Com ajuda do modelo da Figura 10 podemos realizar uma experiência simples que esclarece o problema. Esses três pedaços de madeira presos por duas

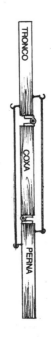

MODELO PARA ESTUDO DA AÇÃO DOS FLEXORES E EXTENSORES DO MEMBRO INFERIOR

FIGURA 10

dobradiças com liberdade de movimento em flexão para lados opostos representam o tronco, a coxa e a tíbia, e as dobradiças, a articulação coxofemoral e o joelho. Os ganchos são as inserções musculares, o traço que reúne os ganchos de um lado é um elástico que representa o retofemoral, a que reúne os ganchos do outro lado representa os isquiotibiais.

Na articulação do quadril, o braço de força dos músculos isquiotibiais para a extensão é maior que o do retofemoral para a flexão. Braço de força é a distância entre o centro de rotação da articulação até o ponto de inserção do músculo. Momento de força é a força exercida pelo músculo, multiplicada pela distância perpendicular entre o centro de rotação e a linha de aplicação da força. Ele define a eficiência para o movimento analisado.

Assim, ao observar-se os esquemas das Figuras 11A e 11B, entende-se que se ambos os músculos desenvolverem a mesma força, a eficiência do braço de força CA dos isquiotibiais para a extensão no quadril é maior que a do braço de força CB do retofemoral para a flexão. No joelho, a eficiência do braço de força CB do retofemoral para a extensão é maior que a do braço de força CA dos isquiotibiais para a flexão.

Resumindo, o paradoxo de Lombard explica-se pelo fato de os braços de força estabelecidos em ambas as articulações impedirem que o antagonismo fundamental dos músculos neutralize por completo suas ações respectivas.

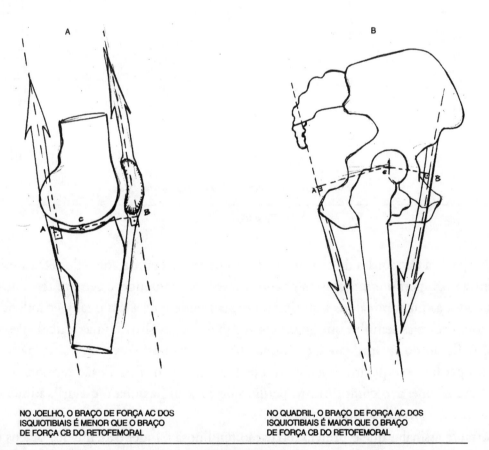

NO JOELHO, O BRAÇO DE FORÇA AC DOS ISQUIOTIBIAIS É MENOR QUE O BRAÇO DE FORÇA CB DO RETOFEMORAL

NO QUADRIL, O BRAÇO DE FORÇA AC DOS ISQUIOTIBIAIS É MAIOR QUE O BRAÇO DE FORÇA CB DO RETOFEMORAL

FIGURA 11

AÇÃO TENDINOSA OU DE CORREIA DOS MÚSCULOS BIARTICULARES[12]

O mesmo modelo da Figura 10 pode ser utilizado para ilustrar outro princípio da ação dos músculos biarticulares. Se substituirmos os elásticos por cordinhas tensionadas, o funcionamento do modelo não se altera. A mão que, tomando o "tronco" e a "coxa", faz a dobradiça quadril fletir, como fazem adutores e iliopsoas (Figura 12A), representa a força dos flexores da coxofemoral (adutores e psoasilíaco). Quando há essa flexão, automaticamente a flexão da dobradiça joelho também ocorre. Quando, partindo dessa flexão, as mãos imprimem um movimento de extensão à dobradiça quadril, como faz o glúteo maior, automaticamente se instala a extensão da dobradiça joelho (Figura 12B).

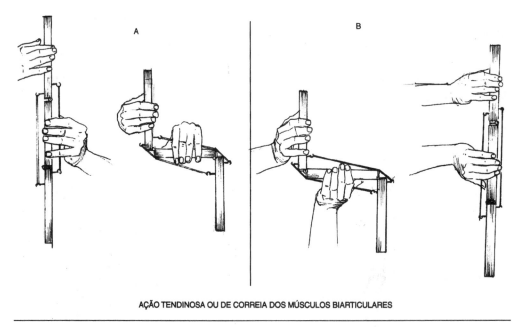

AÇÃO TENDINOSA OU DE CORREIA DOS MÚSCULOS BIARTICULARES

FIGURA 12

A função passiva das cordas de transmitir tensão pode ser comparada à do retoanterior, cujo tecido conjuntivo não permite um tensionamento excessivo, mantendo-o sempre tensionado, mesmo quando relaxado, assim como à dos isquitibiais normalmente tensos em qualquer indivíduo. As cordas atuam como correias sem fim que giram em torno de polias situadas nas articulações do joelho e do quadril. A flexão do quadril provoca tração sobre os isquiotibiais que, como para recuperar o comprimento perdido no quadril, tracionam o joelho em flexão. Essa flexão tensiona o retofemoral que, como para recuperar o comprimento perdido no joelho, flexiona o quadril, aumentando a flexão original que desencadeou todo o processo.

É importante assinalar que o princípio da ação tendinosa é independente dos braços de força diferenciados que explicava o paradoxo de Lombard. Ambos os princípios podem ser aplicados simultaneamente, mas a ação tendinosa ocorreria mesmo com braços de força semelhantes para flexores e extensores em ambas as articulações. Esses braços de alavanca diferenciados são importantes para a situação na qual, partindo de flexão de quadril e joelho na posição sentada, necessita-se de forte contração de grupos musculares anteriores e posteriores para vencer a ação da gravidade estendendo-se joelho e coxofemoral simultaneamente.

A ação de correia é empregada no momento em que a perna balança para a frente flexionando-se no início e estendendo-se no final da fase pendular da marcha.

Com um modelo um pouco mais complexo, reproduzido a partir de Rasch e Burke[11], entende-se essa ação de correia na marcha até o tornozelo (Figura 13). Na Figura 13A a contração do psoas provoca flexão da coxa sobre o tronco. O retoanterior, frouxo, não se opõe à flexão do joelho provocada pelos isquiotibiais tensionados. A flexão do joelho relaxa os gastrocnêmios, o que permite ao tibial anterior, mediante uma mínima contração, realizar a flexão dorsal do pé.

Curiosidade: na rã, o tibial anterior é biarticular, inserindo-se acima do joelho. Isso faz com que a flexão dorsal do pé se instale também automaticamente a partir da flexão da coxofemoral. Na situação oposta, quando o gastrocnêmio imprime uma flexão plantar, ou seja, uma extensão vigorosa do tornozelo, instala-se uma extensão multiarticular automática, o que facilita o salto.

Voltando ao modelo da Figura 13B, partindo da flexão total, a ação do glúteo maior faz com que a conseqüente extensão da coxofemoral diminua a tensão dos isquiotibiais e aumente a tensão do retoanterior. Isso produz extensão do joelho, o que tensiona o gastrocnêmio, produzindo flexão plantar do tornozelo.

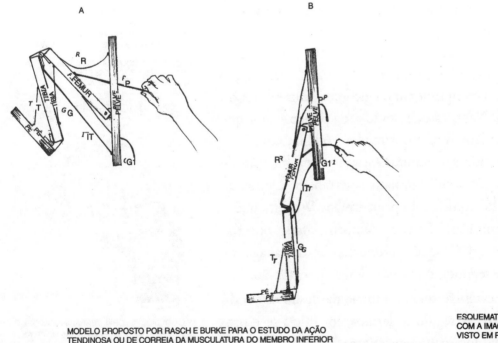

MODELO PROPOSTO POR RASCH E BURKE PARA O ESTUDO DA AÇÃO TENDINOSA OU DE CORREIA DA MUSCULATURA DO MEMBRO INFERIOR

FIGURA 13

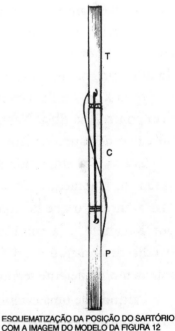

ESQUEMATIZAÇÃO DA POSIÇÃO DO SARTÓRIO COM A IMAGEM DO MODELO DA FIGURA 12 VISTO EM PLANO FRONTAL

FIGURA 14

Nesse modelo observado em duas dimensões temos de citar o trabalho de outro biarticular que cruza o modelo, enrolando-se em torno da coxa: o sartório (Figura 14). Esse músculo insere-se na espinha ilíaca ântero-superior, desce para a coxa, cruzando-a para dentro, terminando sobre a região superior interna da tíbia, na pata de ganso. Quando a coxofemoral flexiona provocando a concomitante flexão de joelho, esse músculo também é alongado e recupera comprimento puxando o ponto de inserção sobre a tíbia, o que a faz girar internamente. Isso confirma a rotação automática do joelho (platô tibial para dentro, côndilos femorais para fora).

ROTAÇÃO AUTOMÁTICA DO JOELHO[9]

Quando uma roda rola sobre uma superfície de apoio sem derrapar, a cada ponto da superfície da roda corresponde um ponto da superfície de apoio.

A superfície articular dos côndilos é duas vezes mais longa que a superfície dos platôs tibiais (Figura 15A). Se os côndilos apenas rolassem sobre os platôs, as superfícies tibiais perderiam o contato antes mesmo de 90° de flexão (Figura 15B).

Quando uma roda derrapa sobre uma superfície, como a roda de um carro dentro de um buraco na areia, todos os pontos da roda desfilam sobre o mesmo ponto da superfície de apoio. Essa poderia ser uma solução para que todo o comprimento dos côndilos femorais desfilasse diante da superfície da tíbia, utilizando um único ponto tibial. Observando-se a Figura 16, vemos que do ponto X ao Y todo o comprimento da glenóide femoral passou pelo ponto Z na tíbia. Nesse caso, a flexão seria pouco maior que 90°, mas não atingiria jamais os aproximados 160° habituais.

Como essa amplitude se viabiliza? Graças à combinação de ambos os fenômenos. Os côndilos rolam e derrapam. Derrapam mas avançam, o que foi confirmado pelos irmãos Weber, citados por Kapandji[2], já em 1836! Strasser, também citado por Kapandji, demonstrou em 1971 que a proporção de derrapagem e rolamento é diferente segundo o grau de flexão ou extensão.

Partindo de uma extensão total, no início da flexão os côndilos rolam sem derrapar. A seguir, a derrapagem inicia-se e progressivamente se torna dominante em relação ao rolamento. No final da flexão ocorre apenas derrapagem, e não mais rolamento.

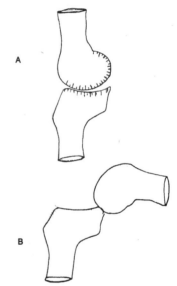

A SUPERFÍCIE ARTICULAR DO CÔNDICO É DUAS VEZES MAIS LONGA QUE A DO PLATÔ TIBIAL

SE O CÔNDILO ROLASSE SOBRE O PLATÔ, AS SUPERFÍCIES ARTICULARES PERDERIAM CONTATO POR VOLTA DOS 90°

FIGURA 15

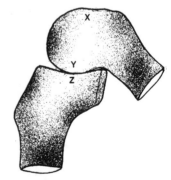

SE O CÔNDILO FEMORAL DERRAPASSE SOBRE O PLATÔ TIBIAL, A AMPLITUDE ARTICULAR SERIA POUCO MAIOR QUE 90°

FIGURA 16

O comprimento do rolamento no início da flexão é diferente de acordo com o côndilo considerado. O côndilo interno rola nos primeiros 10° – 15° de flexão, então começa derrapar; enquanto o externo rola nos 20° iniciais de flexão, depois começa a derrapar.

Vamos imaginar o platô tibial visto de cima com o pé correspondente apoiado no chão, portanto com a tíbia imóvel (Figura 17A). Os côndilos femorais representados sobre esse perfil tibial rolaram 10° a 15°. No esquema o perfil da tíbia começa a ser visualizado em frente dos côndilos femorais.

Em seguida, durante os 10° ou 15° seguintes, o côndilo interno começa a derrapar, enquanto o externo apenas rola. Isso faz o côndilo interno adiantar-se em relação ao externo. As superfícies articulares começam a se desencontrar, o côndilo interno avança em relação ao externo (Figura 17B). Em outras palavras, os côndilos rodam externamente em relação ao platô tibial que permanece imóvel.

Roud, citado por Kapandji, realizou uma experiência que demonstrou tal fato claramente. Em um indivíduo em pé introduziu duas hastes presas, uma na altura dos côndilos femorais e outra na do platô tibial, de tal forma que ambas permanecessem paralelas entre si conforme indicado na Figura 18A. Quando o indivíduo senta, portanto flexiona os fêmures sobre as tíbias imóveis, a haste femoral inclina-se, recuando a extremidade externa, avançando a interna. Para uma flexão de 90°, essa rotação era de 45°, segundo Roud, de 30° conforme experimento reproduzido por Kapandji. Retornando à posição em pé, as hastes voltam a ficar paralelas. Portanto, fica demonstrado que na flexão os côndilos giram externamente em relação à tíbia, enquanto na extensão giram internamente.

Kapandji não descreve, mas podemos imaginar que se essa experiência for realizada com fêmur fixo e tíbia móvel, com o mesmo indivíduo permanecendo em pé e elevando a tíbia para trás, a haste tibial se tornará oblíqua, recuando no platô tibial interno, avançando no externo, o que colocaria os côndilos femorais em condições

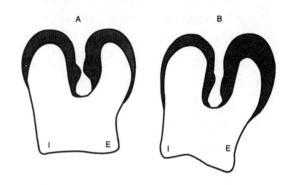

A - ATÉ 10° OS CÔNDILOS ROLAM SOBRE A TÍBIA.
B - APÓS 10° DE FLEXÃO O CÔNDILO INTERNO COMEÇA A DERRAPAR ENQUANTO O EXTERNO CONTINUA ROLANDO. ISSO FAZ O CÔNDILO INTERNO SE ADIANTAR EM RELAÇÃO AO EXTERNO.

FIGURA 17

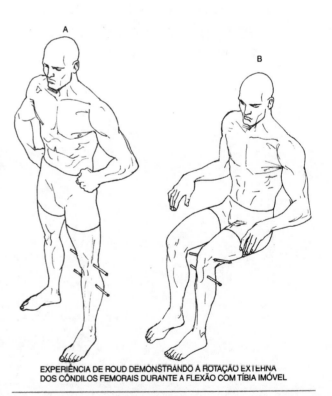

EXPERIÊNCIA DE ROUD DEMONSTRANDO A ROTAÇÃO EXTERNA DOS CÔNDILOS FEMORAIS DURANTE A FLEXÃO COM TÍBIA IMÓVEL

FIGURA 18

semelhantes às da experiência anterior (Figura 19). Como nesse caso a haste tibial é que se deslocaria, diríamos que na flexão os platôs tibiais giram internamente, enquanto na extensão giram externamente.

Observando platôs e côndilos em um plano horizontal (Figura 20) durante o movimento de flexão, vemos que:

- sobre o joelho em extensão, o ponto de contato do côndilo interno "a" e o do côndilo externo "b" com a tíbia encontram-se alinhados sobre uma transversal ox;
- na flexão, "a" recua para a posição "a1" cerca de 5 a 6 mm, "b" recua para "b1" cerca de 10 a 12 mm;
- o eixo a1-b1 forma com o eixo a-b um ângulo de aproximadamente 20°;
- o valor da rotação interna da tíbia sob o fêmur ou da externa dos côndilos sobre a tíbia é cerca de 20° para uma flexão de 90° da articulação.

O maior recuo do côndilo externo em relação ao interno durante a flexão deve-se a:

- maior comprimento do côndilo externo em relação ao interno (Figura 20). É necessário, portanto, que ele role mais que o interno para poder fazer desfilar sua maior extensão ao mesmo tempo que o interno, de menor extensão, em frente do platô tibial de comprimento semelhante à direita e à esquerda;

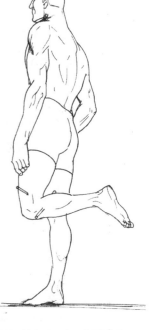

PODEMOS IMAGINAR A EXPERIÊNCIA DE ROUD COM FÊMUR FIXO QUANDO ENTÃO A TÍBIA RODARIA INTERNAMENTE

FIGURA 19

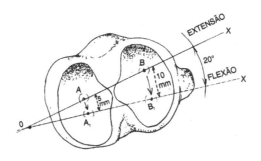

A E B SÃO OS PONTOS DE CONTATO ENTRE CÔNDILOS E PLATÔS TIBIAIS NA EXTENSÃO

A1 E B1 SÃO OS PONTOS DE CONTATO EM UMA FLEXÃO DE 90°

A RECUA 5 mm

B RECUA 10 mm

FIGURA 20

- forma das "glenas" dos platôs tibiais. A superfície tibial não é plana. A interna forma uma pequena cavidade, côncava nos dois sentidos (Figura 21A), como uma pequena glenóide; a externa é convexa sagitalmente, côncava transversalmente (como uma sela de cavalo)(Figura 21B). Dessa forma, o côndilo interno é contido pela superfície côncava na qual se encaixa, recuando pouco durante a flexão. Já o côndilo externo não se encaixa, mas apóia-se sobre um plano inclinado;
- orientação dos ligamentos laterais. O ligamento colateral interno diminui muito pouco seu comprimento durante a flexão de 90° do joelho (Figura 22A). Já o colateral externo diminui bem mais seu comprimento (Figura 22B) durante a mesma flexão, o que o torna proporcionalmente mais frouxo que o interno, permitindo, portanto, muito mais movimento ao côndilo correspondente. Observe o recuo do côndilo interno e do externo durante o mesmo número de graus de flexão;

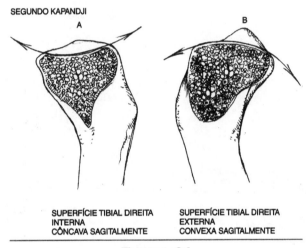

FIGURA 21

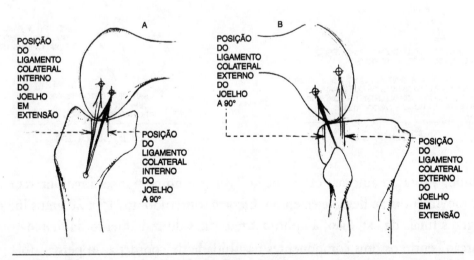

FIGURA 22

- posicionamento e comprimentos diferentes dos ligamentos cruzados (Figura 23). Durante a flexão, o cruzado ântero-externo é tensionado, o que faz com que atraia o côndilo externo para a frente;
- Ação predominante dos músculos da pata de ganso durante a flexão (Figura 24). Os músculos que se fixam para dentro do eixo vertical que passa pelo centro do joelho são rotadores internos. São eles: sartório, semitendinoso, reto interno, que formam a pata de ganso, e o semimembranoso. Esses músculos, solicitados durante a flexão, também imprimem rotação interna. No entanto, é bom relembrar que esse é um dos fatores que facilitam a rotação automática, mas esta ocorre mesmo sem a concorrência deles (ver a experiência ilustrada na Figura 18B). Os que passam por fora do eixo vertical do joelho são rotadores externos: tensor da fáscia-lata e bíceps femoral.

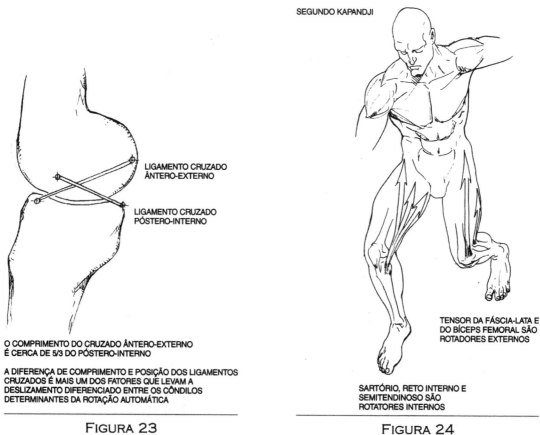

FIGURA 23   FIGURA 24

Concluindo, a rotação automática do joelho leva esse nome por ser involuntária e estar sempre presente nos movimentos de flexão e extensão. Ocorre sobretudo nos 15 a 20 graus iniciais da flexão ou 15 a 20 graus finais da extensão, amplitudes habituais do movimento da marcha normal.

Essa "torção" entre os dois componentes da unidade de coordenação perna, tíbia e fêmur está, portanto, presente para qualquer grau de flexão que se queira imprimir ao membro inferior, independentemente de ação muscular. Esta pode facilitar o movimento, mas não é indispensável para sua realização.

Apesar de Kapandji descrever a rotação automática presente especialmente nos primeiros graus de flexão (e últimos da extensão), é interessante citar a intervenção de P. C. Fulford[10] no encontro da Associação Britânica de Ortopedia em 1967, no qual declarou que a rotação externa do fêmur sobre a tíbia continua ao longo de toda a flexão. É possível que o autor tenha realizado experimentos (não descritos) que o autorizaram a fazer tal declaração. Se os côndilos prolongam a rotação externa durante toda a flexão, devem realizar rotação interna ao longo de toda extensão. O que deve ocorrer, então, durante a hiperextensão? Provavelmente a rotação interna condiliana (ou rotação externa tibial) deve continuar.

Transmissão do movimento à unidade de coordenação pé

A rotação interna da tíbia na flexão traz a ponta do pé para dentro, o que termina de alinhar os segmentos dos membros inferiores: côndilos femorais para fora, tíbia para dentro, ponta do pé para dentro. Os três segmentos se posicionam sobre uma mesma reta. Esse é o momento no qual uma mínima ação do tibial anterior eleva o pé puxando-o em varo, o que corresponde a uma báscula externa do calcâneo (Figura 25). Ela alonga os fibulares que reagem contraindo-se (Figura 26).

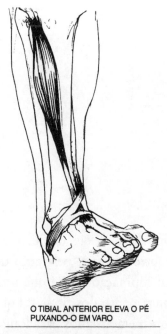

FIGURA 25

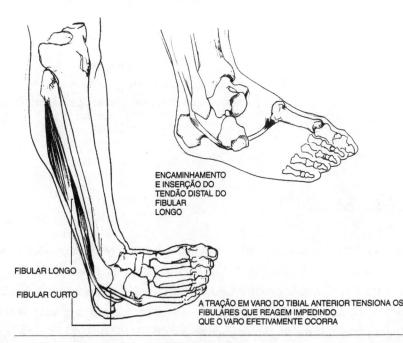

FIGURA 26

O fibular curto parte da face externa da fíbula, seu tendão distal flexiona atrás do maléolo externo, percorre a face externa do calcâneo e insere-se sobre a base do quinto metatarsiano.

O fibular longo parte da face externa da fíbula, acima da inserção do músculo anterior. Seu tendão distal flexiona-se atrás do maléolo externo, sob o tubérculo dos fibulares, contra o bordo externo do cubóide, que apresenta um sulco destinado especialmente a ele (ou seria ele quem forma o sulco?), e percorre transversalmente a planta do pé, indo inserir-se sobre a base do primeiro metatarsiano e do primeiro cuneiforme.

A ação desses músculos impede que o pé, ao ser elevado durante a fase pendular da marcha, entre em varo. Quando o calcanhar toca o chão, o apoio pode ocorrer bem no centro do calcâneo, mas com freqüência ocorre ligeiramente para fora (leve predominância de tibiais), sem que por isso o pé seja considerado desequilibrado.

Além dessa ação equilibradora sobre o varo, os fibulares ajudariam na preservação do arco transverso plantar. A contração do fibular curto puxa o quinto metatarsiano, afastando-o da linha média do pé; já a contração do fibular longo puxa o primeiro metatarsiano, também o afastando da linha média do pé. Isso provocaria uma reação dos interósseos (Figura 27), estruturando o arco plantar, não permitindo que os metatarsianos externos se afastem da linha média.

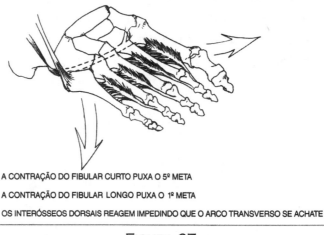

A CONTRAÇÃO DO FIBULAR CURTO PUXA O 5º META
A CONTRAÇÃO DO FIBULAR LONGO PUXA O 1º META
OS INTERÓSSEOS DORSAIS REAGEM IMPEDINDO QUE O ARCO TRANSVERSO SE ACHATE

FIGURA 27

EM RESUMO

Seguindo-se à ação em correia dos biarticulares provocada pelo iliopsoas, a flexão do joelho é acompanhada pela rotação automática interna da tíbia, facilitada, entre outros fatores, pela ação do sartório. Uma mínima contração do tibial anterior assegura a flexão dorsal-supinação do pé que provoca a báscula externa do calcâneo. Essa báscula, por sua vez, provoca alongamento dos fibulares que reagem contraindo-se, o que corrige o varo, e tracionam o primeiro e quinto metatarsianos para longe, da linha média do pé, provocando a ação dos interósseos dorsais, que preservam o arco transverso.

11

A Unidade de Coordenação Pé

Trata-se de uma unidade de enrolamento. A ela é direcionado o movimento de flexão originado na unidade de enrolamento central, o tronco. Dela partem os estímulos extensores que conduzirão a ação de endireitamento ou de retorno do enrolamento do tronco. Definir seus elementos exige um paralelo com a unidade mão. Requer também ousar interpretar informações colhidas de outros autores por meio da linguagem proposta pela teoria aqui discutida.

Elementos constituintes da unidade de coordenação pé

Elementos esféricos rotacionais

- Cabeça do primeiro metatarsiano, porção distal do mediopé interno.
- Cabeça do quinto metatarsiano, porção distal do mediopé externo (Figura 1).

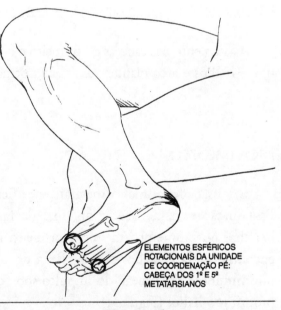

ELEMENTOS ESFÉRICOS ROTACIONAIS DA UNIDADE DE COORDENAÇÃO PÉ: CABEÇA DOS 1º E 5º METATARSIANOS

FIGURA 1

Articulação intermediária de flexo-extensão

Assim como na mão, não existe uma articulação intermediária. Os dois elementos são reunidos pelas cabeças do segundo, terceiro, quarto metatarsianos, que se aproximam ou distanciam nos movimentos que correspondem à flexão e à extensão da unidade. Porém, ao contrário do que ocorre na mão, aqui existe uma articulação no mediopé cujos movimentos de rotação estarão indissoluvelmente associados aos movimentos de aproximação e distanciamento das cabeças dos metatarsianos: a articulação entre navicular e cubóide (Figura 2).

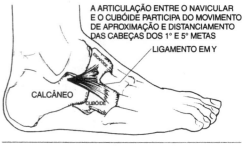

Figura 2

Movimento de enrolamento

Aproximação das cabeças do primeiro e quinto metatarsianos, movimento normalmente acompanhado de leve flexão plantar, aproximação dos artelhos e aumento do arco plantar (Figura 3A).

Movimento de endireitamento

Afastamento das cabeças do primeiro e quinto metatarsianos. Artelhos e arco plantar voltam ao normal (Figura 3B).

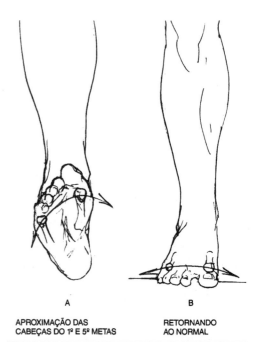

Figura 3

Movimento de torção

Extensão do primeiro metatarsiano, flexão do quinto. Essa torção máxima ocorre no final da fase de apoio da marcha, no momento em que o primeiro metatarsiano se encontra ainda apoiado, com a planta do primeiro artelho imprimindo a finalização do impulso sob ação do extensor próprio do hálux (Figura 4).

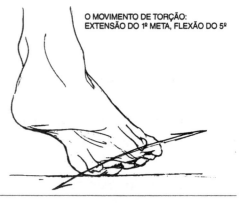

Figura 4

Músculos responsáveis pelo enrolamento

Tibial anterior e tibial posterior.

Músculos responsáveis pela torção

Fibular curto e fibular longo.

Estruturação do mediopé interno e mediopé externo[8]

O retropé é constituído por dois ossos: astrágalo e calcâneo. Visto em um plano horizontal, o calcâneo tem um eixo oblíquo orientado de trás para a frente, de dentro para fora. O astrágalo possui um eixo oblíquo de trás para a frente, de fora para dentro (Figura 5). O astrágalo apóia-se sobre o calcâneo, mas a obliqüidade de ambos os ossos faz com que sua cabeça se coloque para fora do corpo do calcâneo. Este emite uma viga em balanço, o *sustentaculum do talus*, para, como o nome indica, apoiar o astrágalo (também denominado tálus) (Figura 6).

O calcâneo dá início ao mediopé externo. Ele se articula com o cubóide e este com os dois últimos metatarsianos (Figura 7). Visto em plano sagital (Figura 8), o mediopé externo forma um arco cujo ápice é o cubóide. Possui pequena altura e entra em contato com o chão pelas partes moles. Este é o arco de apoio, de função estática.

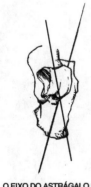

O EIXO DO ASTRÁGALO É OBLÍQUO:
DE TRÁS PARA A FRENTE, DE FORA PARA DENTRO

O EIXO DO CALCÂNEO É OBLÍQUO:
DE TRÁS PARA A FRENTE, DE DENTRO PARA FORA

Figura 5

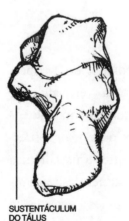

SUSTENTÁCULUM DO TÁLUS

VISTA POSTERIOR DO CALCANHAR DIREITO

Figura 6

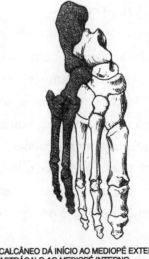

O CALCÂNEO DÁ INÍCIO AO MEDIOPÉ EXTERNO, O ASTRÁGALO AO MEDIOPÉ INTERNO

Figura 7

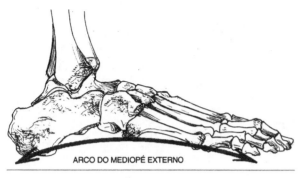

FIGURA 8

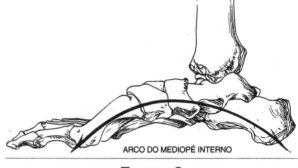

FIGURA 9

O tálus dá início ao mediopé interno. Ele se articula com o navicular (ou escafóide). Este com os três cuneiformes os quais, por sua vez, se articulam com os três últimos metatarsianos. Visto em plano sagital, o mediopé interno (Figura 9) forma um arco de altura considerável que não entra em contato com o chão. Este é o arco de movimento, de função dinâmica.

Em virtude de sua posição francamente oblíqua, o astrágalo pertence aos dois sistemas. Durante o desenrolar da marcha, é ele quem, sempre apoiado pelo calcâneo, transmite e distribui o peso do corpo ao arco externo durante a fase de apoio ou ao interno na fase de impulso.

Os arcos plantares modificam ligeiramente a forma nas diferentes fases de apoio. Quando o peso corporal tende a deformá-los, certos músculos e ligamentos entram em ação para garantir a forma e a função dessas estruturas.

ANATOMIA E FUNÇÃO DA ARTICULAÇÃO ENTRE CUBÓIDE E NAVICULAR [4]

O calcâneo articula-se com o cubóide mediante uma superfície vertical, convexa transversalmente, côncava verticalmente (Figura 10). O cubóide apresenta uma face complementar de encaixe. Em uma vista interna do contato entre os dois ossos, observa-se que a face superior do cubóide se apóia contra uma saliência do calcâneo (Figura 11), o que o impede de qualquer deslizamento superior, como ocorreria em uma pequena rotação externa. Já um deslizamento inferior é possível, como em uma pequena rotação interna.

O astrágalo articula-se com o navicular mediante uma superfície convexa (Figura 10). O navicular apresenta uma superfície

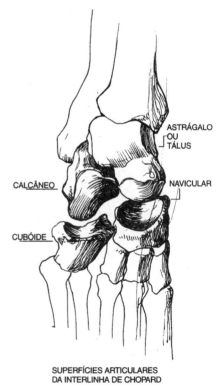

FIGURA 10

côncava correspondente. Essa forma de encaixe articular permite algum movimento de deslizamento superior e inferior, que participa da flexão plantar e dorsal do pé, assim como algum "giro" interno ou externo do navicular diante do astrágalo.

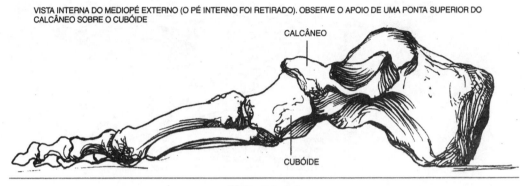

FIGURA 11

Na região superior esses ossos são reunidos pelo ligamento em Y de Chopard (Figura 12). Trata-se de um ligamento bifurcado que, partindo do calcâneo, tem um folheto horizontal apoiado sobre o cubóide e um vertical apoiado sobre a lateral do navicular. É como se um fosse o piso de um degrau, e o outro a face vertical do degrau superior.

Segundo M. Bienfait[4], essa anatomia faz com que quando haja um giro do cubóide para dentro (sob ação do fibular longo, por exemplo), movimento possível segundo a análise já apresentada, o navicular seja puxado em um giro inverso, para fora (Figura 13). Se essa ação ocorrer, é evidente que o arco plantar diminui. Se o navicular for puxado de volta, pelo tibial posterior que nele se insere, o ligamento em Y puxa o cubóide de volta para a posição inicial (Figura 14), reconstruindo o arco.

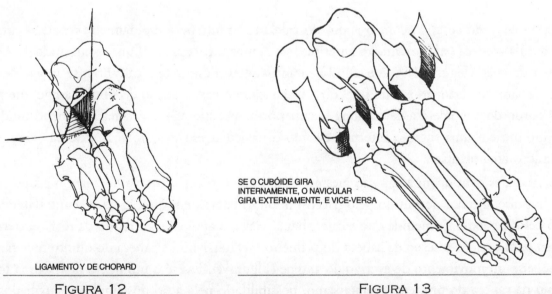

FIGURA 12   FIGURA 13

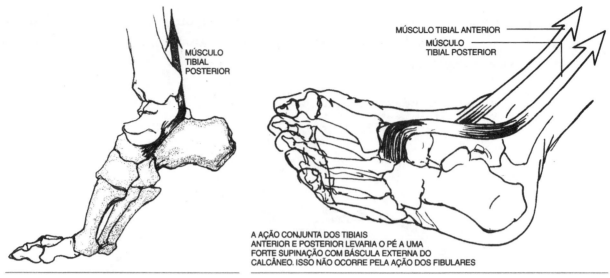

FIGURA 14   FIGURA 15

Movimento de torção do pé

Antes de tocar o chão, o pé foi elevado pela ação do tibial anterior, mas quase ao mesmo tempo o tibial posterior também é acionado (veremos a seguir a razão). A ação conjunta dos dois tibiais levaria fatalmente o pé a uma forte supinação, com báscula externa do calcâneo (Figura 15). Isso não ocorre porque os fibulares longo e curto são acionados pela báscula externa do calcâneo e o pé chega ao chão alinhado. Vemos aí que já se está instalando uma torção entre pé externo e interno. Enquanto o pé interno é puxado pelos tibiais, o externo é mantido pelos fibulares. No entanto a ação não pára aí.

Tendo chegado ao chão com o apoio do calcâneo, o antepé é rapidamente rebatido contra o chão e a tíbia começa seu movimento anterior. Isso alonga o tríceps sural que, contraindo-se, eleva o calcanhar do chão (Figuras 16A, B e C). No entanto, antes mesmo de o calcanhar se apoiar, os fibulares já haviam sido acionados para impedir a instalação do varo. A ação do fibular longo que se dobra no bordo do cubóide é a de tracioná-lo superiormente. Ele não sobe, mas gira deprimindo seu bordo interno em uma rotação interna, levando o navicular em uma rotação externa (Figura 17), achatando o arco plantar.

Os fibulares continuam a agir, ao mesmo tempo que o tríceps. Juntos, formam o grupo de impulso: impulso anterior permitido pelo tríceps; impulso lateral, em direção ao pé contralateral, permitido pelos fibulares. À medida que o calcanhar se eleva, o apoio é transferido da região externa do calcâneo para a região interna da cabeça do primeiro metatarsiano. A cabeça do quinto metatarsiano eleva-se, em um movimento de eversão do antepé (Figura 4). Esse é o momento de máxima torção. O apoio da cabeça do primeiro metatarsiano, possibilitado pela ação dos fibulares, auxiliados pelo extensor próprio do hálux, representa a máxima extensão desse elemento rotacional da unidade, enquanto o quinto se encontra em flexão, elevado da superfície de apoio também pela ação do fibular longo. O arco plantar está achatado.

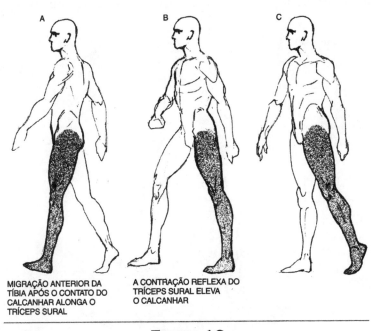

FIGURA 16

MOVIMENTO DE ENROLAMENTO DO PÉ

Quando o hálux abandona o chão para iniciar a fase de balanceio da marcha, o tibial posterior, que foi tensionado pela rotação externa do navicular, reage contraindo-se, puxando o navicular para trás e para baixo, girando-o internamente (Figura 18), o que acarreta a concomitante rotação externa do cubóide e o restabelecimento do arco plantar. As cabeças do primeiro e quinto metas aproximam-se em um enrolamento.

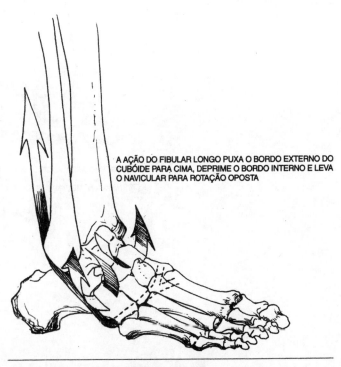

FIGURA 17

Quase ao mesmo tempo, o tibial anterior é acionado para a elevação do pé que acompanha a flexão concomitante do quadril e do joelho (facilitada pela ação em correia dos biarticulares). A contração concomitante desses dois músculos leva a um enrolamento que se seguiria de um varo, não fosse a reação dos fibulares causada pela báscula externa do calcâneo, quando tudo se reinicia.

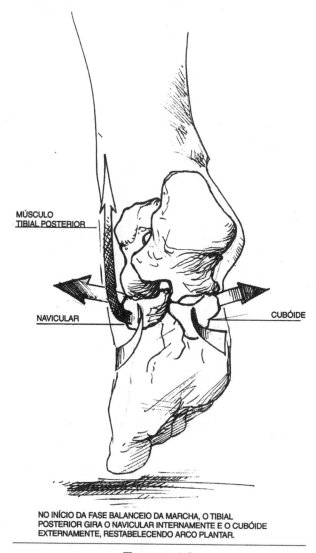

NO INÍCIO DA FASE BALANCEIO DA MARCHA, O TIBIAL POSTERIOR GIRA O NAVICULAR INTERNAMENTE E O CUBÓIDE EXTERNAMENTE, RESTABELECENDO ARCO PLANTAR.

FIGURA 18

GLOSSÁRIO

IMBRICAÇÃO

Termo utilizado em osteopatia para descrever um movimento vertebral de deslizamento das superfícies articulares de uma vértebra sobre as superfícies articulares da vértebra subjacente em direção caudal, levando o segmento a uma póstero-flexão.

DESABITAÇÃO

Termo utilizado em osteopatia para descrever um movimento vertebral de deslizamento das superfícies articulares de uma vértebra sobre as superfícies articulares da vértebra subjacente em direção cefálica, levando o segmento a uma anteflexão.

ENDIREITAMENTO

Para Piret e Béziers é o retorno do enrolamento do tronco.

Para Marcel Bienfait é a abertura voluntária das curvas raquidianas.

MÚSCULO DIGÁSTRICO

É aquele que apresenta dois ventres musculares divididos por um tendão. Poligástrico é aquele que possui mais de dois ventres musculares separados por tendões interpostos.

FIBRA MUSCULAR FÁSICA OU TÔNICA

Inervada por fibra nervosa de condução rápida, tem atividade periódica, intermitente. Relacionada especialmente a contrações dinâmicas voluntárias.

FIBRA MUSCULAR TÔNICA OU DINÂMICA

Inervada por fibra nervosa de condução lenta, tem atividade constante. É capaz de manter-se em contração durante longos períodos. Relacionada à manutenção postural.

BIBILIOGRAFIA

(1) JONES, Frank Pierce. *Body awareness in action*. Nova York: Schocken Books, 1976.

(2) KAPANDJI, I. A. *Fisiologia articular*. 4ª ed. Trad. M. A. Madail e A. F. Cunha. São Paulo: Manole, 1980.

(3) BUSQUET, Léopold. *Lês chaînes musculaires*. Paris: Éditions Frison-Roche, 1992.

(4) BIENFAIT, M. *Fisiologia da terapia manual*, ed. atualizada e revisada. Trad. Angela Santos. São Paulo: Summus, 2000.

(5) CALAIS-GERMAIN, B. *Le sérinéc feminin et l'accouchement*, Arques, Imprimerie Yogels – S.A.R.L., 1996.

(6) KAHLE H.; LEONHARDT W.; PLATZER W. *Anatomie appareil locomoteur*. 2ª ed. Paris: Flammarion Medecine-Sciences, 1982.

(7) RICHARD, D.; ORSAL D. *Neurophysiologie*. Tomo 2, Paris: Éditions Nathan, 1994.

(8) ROUVIÈRE, H.; DELMAS A. *Anatomie humaine*. 13ª ed. Paris: Masson, 1991.

(9) BERILLON, G. e col. *Les Australopithèques*, Paris: Éditions Artcom, 1999.

(10) FULFORD, P. C., *Rotational mouvements of knee joint*. J. Bone Joint Surg. 49 B:584; 1967.

(11) RASCH, P. J., BURKE, R. K. *Kinesiologia y anatomia aplicada*. 3ª ed. Barcelona: Editorial El Ateneo, 1973.

(12) LERAT, J. L. MOYENB; BOCHU, M. L. Examem clinique des axes chez d'adulte. Tomodensitometrie. *Rev. Chir. Orthop*, 68, 37-43, 1982.

(13) PIRET, S.; BÉZIERS, M. M. *A coordenação motora*. Trad. Angela Santos. São Paulo: Summus, 1992.

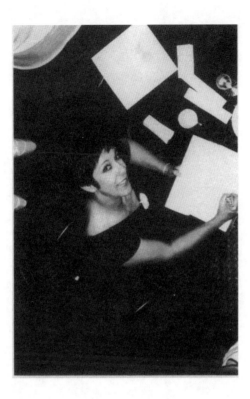

ANGELA SANTOS é fisioterapeuta formada pela USP em 1973. Iniciou sua carreira profissional no Serviço de Ortopedia do Hospital das Clínicas da Universidade de São Paulo, onde atuou especialmente com o Grupo de Joelho do prof. Marco Amatuzzi com o Serviço de Amputados.

Mudou-se para a Europa em 1976. Estagiou no Centro Nacional para Treino e Educação em Próteses e Órteses da Universidade de Strathclyde em Glasgow, Escócia. Na Suíça foi fisioterapeuta do Hospital Cadolles em Neuchâtel, da Clínica Ossola e Rimoldi em Lugano e do centro modelo de referência para a reabilitação e educação de portadores de paralisia cerebral, Centre IMC, em La Chaux de Fonds. Nesse período fez formação Bobath de reabilitação em neurologia, método Halliwick de natação para deficientes físicos e reeducação postural global no então Centro Mézières em St. Mont, França.

De volta ao Brasil em 1984, dedicou-se exclusivamente à área de reeducação postural e desde então trabalha como autônoma em consultório particular. Traduziu os quatro primeiros estágios de formação em RPG no país e ainda vários livros relacionados ao método. Viajou para a França em 1989 e 1990 para a formação em ginástica holística. Traduziu *A coordenação motora* de Piret e Béziers em 1992 e toda a obra de Marcel Bienfait. De 1992 a 1998 trabalhou junto com Bienfait, organizando, traduzindo e ministrando a parte teórica dos seminários de formação em terapia manual no Brasil.

Interessada por ensino e valorizando cada passo de sua carreira profissional, sempre sistematizou e relacionou as diferentes formações a que teve acesso, colocando suas conclusões em prática no atendimento aos clientes em consultório e transmitindo essa experiência a profissionais que se dedicam à reabilitação postural, e a quem ministra seminários e supervisões desde 1984.

Em 1993, idealizou e colocou em prática o Projeto Convergências de formação contínua em fisioterapia, que não tem a intenção de colocar mais um método em pauta, mas estudar anatomia e fisiologia do aparelho locomotor e estudar linhas de trabalho voltadas para a reabilitação e o aperfeiçoamento da postura e do movimento, propondo uma síntese que possa enriquecer a todas. O vasto material didático desenvolvido e aperfeiçoado ao longo desses quase dez anos de trabalho já rendeu o livro *Diagnóstico clínico postural*, publicado em 2001.

Agora faz chegar a público este trabalho, *A biomecânica da coordenação motora*, que tem o objetivo de instigar os profissionais do movimento a refletir sobre uma "escola" de movimento normal, escola como fonte de conhecimento, experiência e propagação de idéias capazes de alimentar as diferentes áreas que se ocupam do movimento, como dança, educação física, ortopedia e fisioterapia.

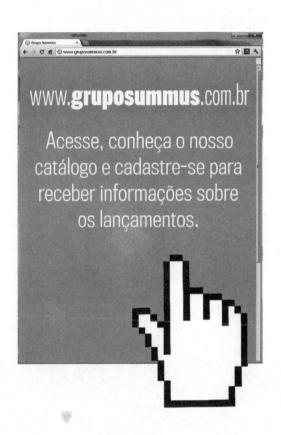

www.gruposummus.com.br

IMPRESSO NA | GRÁFICA sumago
sumago gráfica editorial ltda
rua itauna, 789   vila maria
02111-031   são paulo   sp
tel e fax 11 **2955 5636**
sumago@sumago.com.br